むかしの頭で診ていませんか？

膠原病診療を
スッキリ
まとめました

リウマチ、アレルギーも載ってます！

【編集】

三村俊英
Toshihide Mimura

Learn Collagen Diseases
in Fast and Easy Way

南江堂

執筆者一覧

編　集

| 三村　俊英 | みむら としひで | 埼玉医科大学リウマチ膠原病科 |

執　筆（執筆順）

永井　佳樹	ながい よしき	東京都立多摩総合医療センターリウマチ膠原病科
庄田　宏文	しょうだ ひろふみ	東京大学アレルギー・リウマチ内科
秋月　修治	あきづき しゅうじ	京都大学医学部附属病院免疫・膠原病内科
六反田　諒	ろくたんだ りょう	亀田総合病院リウマチ・膠原病・アレルギー内科
横田　和浩	よこた かずひろ	埼玉医科大学リウマチ膠原病科
平田信太郎	ひらた しんたろう	広島大学病院リウマチ・膠原病科
奥　　健志	おく けんじ	北海道大学大学院医学研究院免疫・代謝内科学教室
高地　雄太	こうち ゆうた	東京医科歯科大学難治疾患研究所ゲノム機能多様性分野
久保かなえ	くぼ かなえ	東京都健康長寿医療センター膠原病・リウマチ科
勝又　康弘	かつまた やすひろ	東京女子医科大学膠原病リウマチ内科学講座
桐野　洋平	きりの ようへい	横浜市立大学血液・リウマチ・感染症内科
坪井　洋人	つぼい ひろと	筑波大学医学医療系内科（膠原病・リウマチ・アレルギー）
五野　貴久	ごの たかひさ	日本医科大学リウマチ・膠原病内科
金本　素子	かねもと もとこ	藤枝市立総合病院リウマチ科
谷口　義典	たにぐち よしのり	高知大学医学部附属病院内分泌代謝・腎臓膠原病内科／同リウマチセンター

小谷　卓矢	こたに たくや	大阪医科大学リウマチ膠原病内科
井熊　大輔	いくま だいすけ	虎の門病院分院腎センター
永井　立夫	ながい たつお	南長野医療センター篠ノ井総合病院膠原病科
小林　浩子	こばやし ひろこ	福島県立医科大学リウマチ膠原病内科学講座
村山　喬之	むらやま たかゆき	埼玉医科大学皮膚科
岡本　奈美	おかもと なみ	大阪医科大学小児科
荒木佐知子	あらき さちこ	新座志木中央総合病院膠原病・アレルギー内科
金子　祐子	かねこ ゆうこ	慶應義塾大学リウマチ・膠原病内科
萩原　清文	はぎわら きよふみ	JR 東京総合病院リウマチ・膠原病科
中野　和久	なかの かずひさ	産業医科大学第 1 内科学講座
清水　　学	しみず まなぶ	日本大学整形外科／東松山市立市民病院整形外科
廣瀬　　恒	ひろせ わたる	ひろせクリニック
金子佳代子	かねこ かよこ	国立成育医療研究センター周産期・母性診療センター母性内科
永谷　勝也	ながたに かつや	自治医科大学アレルギー・リウマチ科
花澤　朋樹	はなざわ ともき	埼玉医科大学救急センター・中毒センター／富士見病院一般内科
植田　　穣	うえだ ゆたか	埼玉医科大学小児科
中込　一之	なかごめ かずゆき	埼玉医科大学呼吸器内科／アレルギーセンター
戸嶋　一郎	とじま いちろう	滋賀医科大学耳鼻咽喉科

序　文

　自分の専門領域で最新の知識を獲得することは可能でも，少し専門領域を外れると日々の医学の進歩について行くのは簡単ではありません．診療中の疑問点や不確実な知識などで困った経験は誰しもあると想像します．教科書の中の情報は多いものの，問題解決型の記述ではないので，自分の知りたい情報を得るためには時間と労力を要します．「むかしの頭で診ていませんか？」シリーズは，クリニカルクエスチョンとそれに対する結論（解答）が先にありますので，時間節約の利点と安心感があります．

　関節リウマチ，膠原病およびその関連疾患，アレルギー性疾患は，慢性疾患で長期罹患も珍しくはありません．そのため，他の様々な疾病を合併することもよくみられます．これらの合併症は，ほとんどがリウマチ・膠原病またはアレルギーの非専門医によって診療されます．日本の関節リウマチ罹病患者さんは約75万人と言われています．専門ではなくても，診療に関与する機会は決して少なくはないのです．

　関節リウマチ，膠原病およびその関連疾患，アレルギー性疾患は，その考え方や治療法がこの20年ほどの間に劇的な進歩を遂げ，現在も進歩を続けています．その結果，適切なタイミングで専門医を受診できた患者さん達のADLやQOL，そして生命予後は著明に改善しています．

　この本は，関節リウマチや膠原病，アレルギーなどは専門ではないけれど，診療する機会がある，またはその可能性がある医師を対象にしていますが，研修医，看護師およびメディカルスタッフの方々にも，この領域の最新の知識を，分かりやすく提供できると思っています．そして，多くの患者さんに新しい医療が届くと信じています．

　最後になりますが，以前からお世話になっている村川裕二先生から思いがけず本シリーズの編集のお声がけをいただいたことに始まり，多くの執筆者の先生方と南江堂の方々の努力によってこの本が生まれました．村川先生をはじめ，この本の出版に携わって下さった方々に感謝するとともに，村川先生のお考えと私の想いが読者の皆様に伝わることを願っています．

2019 年 10 月

編　者

目　次

1 発熱・炎症・膠原病 ———————————————— 1
　　　　　　　　　　　　　　　　　　　　　　　永井　佳樹

2 レイノー現象があれば膠原病？ ———————— 9
　　　　　　　　　　　　　　　　　　　　　　　庄田　宏文

3 膠原病を疑ったときにはどの検査をする？ —— 15
　　　　　　　　　　　　　　　　　　　　　　　秋月　修治

4 関節リウマチの早期診断には"指を診る" —— 23
　　　　　　　　　　　　　　　　　　　　　　　六反田　諒

5 それは関節リウマチ？ ———————————— 29
　　　　　　　　　　　　　　　　　　　　　　　横田　和浩

6 関節リウマチにはタバコが悪い？ —————— 36
　　　　　　　　　　　　　　　　　　　　　　　平田信太郎

7 SLE の診断基準はどうなってる？ —————— 42
　　　　　　　　　　　　　　　　　　　　　　　奥　　健志

8 膠原病は遺伝する？ ————————————— 50
　　　　　　　　　　　　　　　　　　　　　　　高地　雄太

9 若年者と高齢者の膠原病 ——————————— 56
　　　　　　　　　　　　　　　　　　　　　　　久保かなえ

10 血管炎の新しい命名法と治療とは？ ————— 64
　　　　　　　　　　　　　　　　　　　　　　　勝又　康弘

11 自己炎症性疾患って何？ ——————————— 71
　　　　　　　　　　　　　　　　　　　　　　　桐野　洋平

v

12 それはシェーグレン症候群 坪井　洋人 77

13 多発性筋炎/皮膚筋炎（PM/DM）に認められる
自己抗体は？ 五野　貴久 84

14 リウマチ性多発筋痛症と関節リウマチの違いは？ 金本　素子 92

15 強直性脊椎炎，見逃していない？ 谷口　義典 99

16 膠原病の心・肺障害には何がある？ 小谷　卓矢 107

17 膠原病の腎障害について知っておきたいこと 井熊　大輔 116

18 膠原病の神経障害は初期症状に注意！ 永井　立夫 124

19 膠原病の消化器病変にまつわるトピックスは？ 小林　浩子 132

20 皮膚病変からみつかる膠原病 村山　喬之 138

21 小児の膠原病はどこまで診ていい？ 岡本　奈美 144

22 従来型抗リウマチ薬，どう使う？ 荒木佐知子 151

23 注目したい新規抗リウマチ薬 金子　祐子 158

24 ステロイドは本当に悪い薬？ 萩原　清文 164

25 注目したい新規 SLE 治療薬 ——————— 171
中野　和久

26 関節リウマチ・膠原病の関節手術は？ ——————— 178
清水　学

27 結核などの患者さんに免疫抑制薬は投与できる？ ——————— 186
廣瀬　恒

28 リウマチ・膠原病と妊娠にまつわるトピックスは？ ——————— 192
金子佳代子

29 がんと膠原病の合併，どう対処する？ ——————— 200
永谷　勝也

30 アナフィラキシーにどう対処する？ ——————— 208
花澤　朋樹

31 食物アレルギーに関する実際のところ ——————— 218
植田　穣

32 その咳は何の咳？ ——————— 225
中込　一之

33 アレルギーの舌下免疫療法って？ ——————— 233
戸嶋　一郎

索　引 -- 239

注意事項

　著者ならび出版社は，本書に記載されている内容について最新かつ正確であるよう最善の努力をしております．しかし，治療法などは医学の進歩や個々の患者の容態により変わる場合があります．実際の治療に際しては，読者ご自身で十分に注意を払われるようお願いいたします．

vii

1 発熱・炎症・膠原病

結論から先に

- 不明熱の原因は感染症，悪性腫瘍，膠原病・リウマチ性疾患，その他に大きく分けられます．膠原病で発熱を呈する代表的疾患は抗核抗体関連膠原病［主に全身性エリテマトーデス (systemic lupus erythematosus：SLE)］，血管炎症候群，成人発症スチル (Still) 病，結晶性関節炎（特に偽痛風），自己炎症性疾患（家族性地中海熱など）です．
- 緊急を要する疾患を除外し，（診断や治療まで）待てる状態かどうかを判断しつつ鑑別を進めます．
- 発熱の原因が分からないことや CRP 高値の不安から，抗菌薬やステロイドを投与することは避けましょう．不用意な抗菌薬やステロイド投与により，不明熱の診断が難しくなります．
- 発熱以外の手がかり （+α） を探して鑑別診断を絞り，疾患を想定した上で検査を進めます．
- 適切なアプローチを行えば，真の不明熱は意外と少ないです．

基本をもう一度：不明熱とは

- 38.3℃以上の発熱が 3 週間以上持続し，3 回の外来受診または 3 日間の入院精査でも診断がつかないものが，古典的不明熱とされています[1]．
- 実際には，医師が重要な所見を見逃していたり，無視したりしてしまうために，多くの非不明熱症例が不明熱とされているの

が現状です.

- 原因として感染症，悪性腫瘍，膠原病・リウマチ性疾患，その他に分類されます．また，原因不明の持続するCRP上昇（不明炎症）もこれらのカテゴリーで分類します.
- 診断技術の発展と普及により感染症や悪性腫瘍の割合が減少し，**画像のみでは診断できない膠原病のような非感染性炎症性疾患や診断未確定例の占める割合が増えています**[2].

具体的にどうするか

1 緊急を要する疾患を除外する

- まずは感染性心内膜炎や深部膿瘍などの緊急を要するものを除外し，次いでコモンなものから順に鑑別を進めます（**表1**）[3].
- バイタルサイン，全身状態，レッドフラッグサイン（悪寒・戦慄，衰弱した外見，高熱，低血圧，頻脈，頻呼吸，意識混濁など），リスク因子，基礎疾患などを把握し，診断や治療まで待てる状態かどうかを判断します.
- 待つことにより，自然経過で軽快・治癒する良性疾患（self-limited disease）は除外され，診断の手がかりとなる局所症状・所見が顕在化してくることもあります.
- ただし，熱源不明でも全身状態が悪く，敗血症など重症感染症が疑われれば，各種培養（血液培養2セットは必須）を提出し，ためらわずに広域抗菌薬治療を開始する必要があります.

2 詳細な病歴聴取と身体診察をもとに鑑別診断を立てる

- 発熱は非特異的な症状であり鑑別疾患も膨大なため，発熱以外の手がかり（＋α）を探し出し，それを参考にして鑑別診断を絞っていきます.

表1 古典的不明熱の主な鑑別疾患

頻　度	高	中	低
感染症	亜急性感染性心内膜炎 腹腔内膿瘍/骨盤内膿瘍 腎膿瘍/腎周囲膿瘍 腸チフス 粟粒結核/腎結核 結核性髄膜炎	EBV 伝染性単核球症 サイトメガロウイルス感染症 ネコひっかき病	トキソプラズマ症 ブルセラ症 Q 熱 レプトスピラ症 旋毛虫症 回帰熱 亜急性化膿性脊椎炎 ウイップル病
膠原病/ 炎症性疾患	成人発症スチル病 偽痛風	SLE 結節性多発動脈炎 ANCA 関連血管炎 高安動脈炎 巨細胞性動脈炎（側頭動脈炎）	菊池病 家族性地中海熱 サルコイドーシス キャッスルマン病 TAFRO 症候群* Schnitzler 症候群
悪性腫瘍	悪性リンパ腫 腎がん	肝臓がん/転移性肝腫瘍 骨髄増殖性疾患 急性骨髄性白血病 大腸がん	心房粘液腫 原発性/転移性 中枢神経腫瘍
その他	薬剤熱 深部静脈血栓症/ 肺塞栓 アルコール性肝硬変	クローン病 亜急性甲状腺炎	血球貪食症候群 （HLH） 視床下部機能不全 詐熱

*TAFRO 症候群：血小板減少（Thrombocytopenia），全身性浮腫/胸水/腹水（Anasarca），発熱（Fever），骨髄細網線維化（Reticulin fibrosis），臓器腫大/肝腫大/脾腫/リンパ節腫大（Organomegaly）を示す疾患群

EBV：Epstein-Barr ウイルス

［文献3をもとに著者改変］

- 詳細な病歴聴取や身体診察をていねいに行い，場合によっては何度でも繰り返します．患者自身が関係ないと思い込んでいるエピソードや所見もあるため，システムレビュー（review of systems）によって"見落とし"をなくします．
- 前医の情報を鵜呑みにせず，前医に直接問い合わせたり画像を取り寄せたりして，できるだけ情報を集めます．
- 薬剤熱（比較的元気，CRP 低値，徐脈）や結晶性関節炎（特に偽痛風），深部静脈血栓症なども不明熱になりえます．薬剤熱が疑われるときは薬剤を中止します．
- 根拠のない抗菌薬を投与中であれば，中止して培養を検査し直す必要があります．
- 悪性リンパ腫（特に血管内リンパ腫），結核の除外は難しいことが多いです．

❸ 想定される疾患に対して診断に近づく検査を行う

- 鑑別診断が絞れたら想定される疾患に対して検査［血液一般，尿，自己抗体，各種培養，画像（CT や MRI など），組織生検（皮膚，側頭動脈，筋肉，腎臓，骨髄など）］を行います．
- 絨毯爆撃的に検査をすると，意義の乏しい検査偽陽性により診断が迷宮入りすることがあり，注意が必要です．

❹ フォローアップする

- 診断がついた後も，治療経過がその疾患の臨床経過に矛盾しないか慎重に経過を見ます．臨床経過が想定していた診断に合わない場合には，再度診断を見直すことも必要です．
- 適切なアプローチを行っても診断に至らないこともあります．診断に至らない場合には新たな症状や所見が出てこないか外来などで経過観察を行いますが，そのような症例は比較的予後が良いことが多いです．

どういったときに膠原病を疑う？

- 図1にあるような膠原病を疑う所見がないか，頭からつま先まで診察・問診し，発熱+αの手がかりを探します．
- ある程度疾患を想定した上で，診察，システムレビューを行うと効率が良いです．
- 膠原病の診断には感染症，悪性腫瘍の除外が必須です．

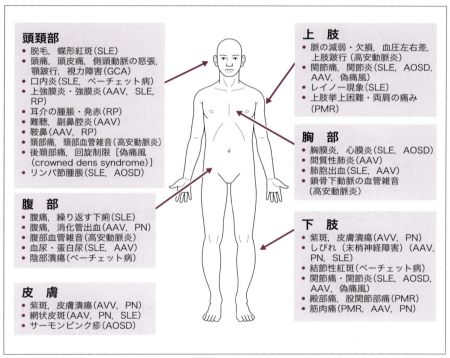

図1 不明熱のときに膠原病を疑う+αの所見
SLE：全身性エリテマトーデス，AOSD：成人発症スチル病，AAV：ANCA関連血管炎，PN：結節性多発動脈炎，GCA：巨細胞性動脈炎，PMR：リウマチ性多発筋痛症，RP：再発性多発軟骨炎

- 年齢や性別も鑑別には重要で，

> ○ 若年女性であれば SLE，成人発症スチル病，高安動脈炎
> ○ 高齢者であれば ANCA 関連血管炎，巨細胞性動脈炎（側頭動脈炎），偽痛風

などを中心に考えます．

1 成人発症スチル病を疑うとき

> ○ 1日に1〜2回，主に夕方から夜にかけて高熱（39℃以上）を認め，自然に平熱に解熱するパターン（spiking fever）を繰り返すことが多いです．

- **発熱時のサーモンピンク疹が特徴**ですが，解熱時にも持続したり皮疹がないこともあるので注意が必要です．
- 血清フェリチン値が高値（1,000 ng/mL 以上）になることが多いですが，低くても否定はできません．
- 成人発症スチル病の診断には，感染症や悪性腫瘍の除外が必須です（除外診断）．

2 全身性エリテマトーデス（SLE）を疑うとき

- 皮膚症状（蝶形紅斑，レイノー現象，脱毛，光線過敏症など），口内炎，関節痛・関節炎，血球減少，蛋白尿などがあれば SLE を疑います．
- **抗核抗体はほぼ全例で陽性であり，陰性であれば SLE はほぼ除外できます．** 不明熱精査時に SLE 以外では抗核抗体を測定する意義は低いです．なお，抗核抗体は健常者や他疾患患者でも陽性になることがあり，**抗核抗体陽性＝膠原病ではありません．**

③ 血管炎症候群を疑うとき

○不明熱となる膠原病の約半数を血管炎が占めます.

- 症状としては発熱,体重減少,倦怠感などの全身症状と臓器症状とに分けられます.症状や身体所見から血管炎のサイズ(小・中・大)を想定し,鑑別を絞ります.
- 感染性心内膜炎は血管炎と似た症状を呈することがあり,血液培養は必須です.
- 高齢者であれば巨細胞性動脈炎(側頭動脈炎)やANCA(抗好中球細胞質抗体)関連血管炎を考え,若年女性であれば高安動脈炎を考えます.

[巨細胞性動脈炎]

- 高齢発症の頭痛や髪をとかすと痛いといった頭皮痛,食事などで顎の痛みやだるくなるといった顎跛行,側頭動脈の怒張などが特徴です.側頭動脈の怒張や圧痛がみられないこともあります.
- 視力低下,不可逆的な失明のリスクもあるため,早急な専門家へのコンサルトが必要です.

[ANCA関連血管炎]

- 多発血管炎性肉芽腫症(Wegener肉芽腫症),顕微鏡的多発血管炎,好酸球性多発血管炎性肉芽腫症(Churg-Strauss症候群)に分けられます.
- 全身症状に加えて,小血管の障害による+αの所見(咳嗽,血痰,鼻閉感,難聴,喘息,触知できる紫斑,しびれ,糸球体腎炎を疑う蛋白尿や赤血球尿など)があれば疑います.
- 感染性心内膜炎などの感染症でもANCAが上昇することがあり,除外が大切です.

[高安動脈炎]

- 頻度は低いですが，若年女性で原因不明の発熱やCRP上昇を認める場合には鑑別に入れる必要があります．
- 頚部や鎖骨下動脈の血管雑音，血圧左右差などに注目します．

TAKE HOME MESSAGE

・発熱以外の手がかり（+α）を探し出すことが大切です．
・知らないと診断できない不明熱もあるので，疾患が想定できないときは専門家に相談しましょう．

文 献

1）Durack DT, et al. Curr Clin Top Infect Dis. 1991; **11**: 35-51
2）Mourad G, et al. Arch Intern Med. 2003; **163**: 545-551
3）Cunha BA. Infect Dis Clin N Am. 2007; **21**: 867-915

2 レイノー現象があれば膠原病？

結論から先に

- レイノー（Raynaud）現象は一次性・二次性に分類され，**膠原病は二次性のうちの代表的な疾患です**．膠原病の他に，薬物，振動刺激などの環境要因，血液疾患，血管障害なども二次性レイノー現象の原因となります．

- 一次性レイノー現象は若年女性に好発し，多くは自然寛解するとされており，保温・禁煙などの患者教育のみで経過観察が可能と考えられます．

- 一次性レイノー現象のうち，経過観察中に膠原病が発症する割合は 16 ～ 37％程度と報告されています[1]．

- レイノー現象がみられる患者さんで，**強皮症関連の自己抗体陽性，爪根部毛細血管異常を有する場合，膠原病に進展する可能性がかなり高い**とされるので注意が必要です[2, 3]．

基本をもう一度：レイノー現象とは

- レイノー現象とは，寒冷刺激や精神的ストレスなどにより，末梢の動脈が攣縮し，可逆性の血行障害を生じる現象です．

指では，①虚血による白色
②チアノーゼによる紫色
③再灌流による赤色
　　の三相性の色調の変化が特徴とされます．

- 二相性のこともありますが，<u>①②の変化は診断に必須</u>です．通常は数十分単位で回復しますが，痛みやしびれを伴うこともあります．レイノー現象が鼻や舌など，手指以外の末梢にみられることもあります．
- レイノー現象は，明らかな原因を伴わない一次性と，基礎疾患などがある二次性に分類されます．
- 二次性の原因を**表1**にまとめます．膠原病の他に，血液疾患，薬剤・毒物，環境要因（持続する寒冷刺激，振動など），血管障害なども二次性レイノー現象の原因となります．
- レイノー現象は若年層に多いとされており，有病率については地域によって異なりますが，おおむね1～20％程度とされています．<u>一次性は若年女性に多く，高齢初発のレイノー現象は二次性の鑑別が重要</u>になります．

表1　二次性レイノー現象の原因

薬剤，毒物	β阻害薬，コカイン，ニコチン，エルゴタミン，抗がん薬など
環境要因	反復する振動，寒冷刺激
膠原病	全身性強皮症，混合性結合組織病，全身性エリテマトーデス，多発性筋炎/皮膚筋炎，シェーグレン症候群，関節リウマチ，血管炎症候群，クリオグロブリン血症性血管炎など
血液疾患	マクログロブリン血症，多発性骨髄腫，真正多血症，寒冷凝集素症，異常蛋白血症など
悪性腫瘍	腫瘍随伴症候群
神経疾患	手根管症候群，片頭痛など
血管障害	胸郭出口症候群，閉塞性動脈硬化症など

レイノー現象を呈する膠原病

● レイノー現象を呈する頻度の高い膠原病としては，全身性強皮症（CREST 症候群を含む），混合性結合組織病，全身性エリテマトーデス（SLE）などが挙げられます．血管炎症候群，特にクリオグロブリン血症性血管炎でもレイノー現象を認めるとされます（**表 1**）．レイノー現象がみられる患者さんに，これらの膠原病が疑わしい症状や検査結果があれば，分類基準を参考に診断を進めます．

● これらの疾患は肺動脈性肺高血圧症を合併することがあり，レイノー現象と同様の肺血管攣縮が病態に関与している可能性が示唆されていますので，<u>心エコーなどを用いたスクリーニングが必要</u>です．

1 全身性強皮症

● 皮膚硬化を含む線維化を特徴とする自己免疫疾患で，末梢循環障害が病態に関与しています．

● レイノー現象は 95 ～ 100％で認められ，皮膚潰瘍や梗塞などの重度の虚血を伴うことがあります．

● 採血では抗トポイソメラーゼⅠ（Scl-70）抗体，抗 RNA ポリメラーゼⅢ抗体，抗 RNP 抗体などを認めます．

2 CREST 症候群

● 限局型の全身性強皮症に位置づけられ，Cyanosis（皮下石灰化），Raynaud's phenomenon（レイノー現象），Esophageal dysmotility（食道蠕動運動低下），Sclerodactylia（指の皮膚硬化），Telangiectasia（毛細血管拡張）を特徴とする症候群です．

● 抗セントロメア抗体と関連しており，肺高血圧の合併に注意が必要とされています．

11

③ 混合性結合組織病

- SLE，強皮症，筋炎の部分症状を持つ疾患で，抗RNP抗体陽性と関連し，レイノー現象はほぼ必発とされています．
- 肺高血圧合併例は予後不良とされており，定期的なスクリーニングが必要です．

④ 全身性エリテマトーデス（SLE）

- レイノー現象は約30〜50％程度の患者さんに認められます．重症度は様々ですが，末梢の強い虚血を伴う場合には，強皮症とのオーバーラップ症候群や血管炎の合併の有無について注意が必要です．

こんなレイノー現象は膠原病かもしれない

- 膠原病を合併するレイノー現象がみられる患者さんでは，より重篤な末梢循環障害の徴候が観察されることが多いです．末梢の潰瘍，壊死などがみられることもあります．末梢循環障害の症状として，寒冷刺激による網状皮斑がみられることもあります．
- nailfold capillary microscopy（キャピラロスコピー）による爪根部毛細血管の観察は診断的価値が高いです．**毛細血管の膨張，狭窄，閉塞，消失がみられる場合には，膠原病が合併している可能性が高い**とされています[2]（**図1**）．
- 抗核抗体を含む自己抗体も診断的価値が高いです．レイノー現象がみられる症例で，強皮症関連の自己抗体が陽性で，かつ前述の爪根部毛細血管に異常がある場合には，1年以内に約80％が強皮症を発症するとの報告があります[3]．

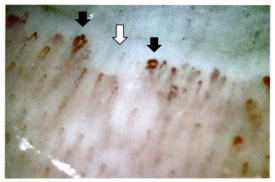

図1　nailfold capillary microscopy
全身性強皮症患者の爪根部毛細血管．毛細血管の拡張（➡），無血管野の存在（⇨）．
［東京大学医学部アレルギー・リウマチ内科 駒井俊彦先生より提供］

レイノー現象にはこう対応する

- レイノー現象がみられる患者さんへの対応については，

> 一次性，二次性を問わず，
> ①レイノー現象の頻度・程度を抑える
> ②重篤な末梢虚血（壊死，潰瘍）への進展の防止
> ③膠原病を含む二次性の原因の進展がみられないか

の3点に留意します．
- 一般にレイノー現象がみられる患者さんには，**寒冷刺激を避けるように指示し，保温に努め，冷たい飲み物も避けるように指示**します．また，喫煙者には禁煙を強く推奨します．感情的なストレスを避けるようにも指示します．
- 血管を収縮するような薬剤の使用はできるだけ避けます．例えば，β阻害薬や片頭痛の治療薬（セロトニン作動薬，エルゴタ

ミンなど）です.
- 上記の対応に加えて，カルシウム拮抗薬，ベラプロストなどの血管拡張薬を使用することがあります.
- 一次性の場合には，重症の虚血に進展することはまれで，多くは自然寛解に至ります.
- 二次性の場合には，対症療法に加えて，原因に対する介入が必要です.
- 膠原病によるレイノー現象に対してはホスホジエステラーゼ（PDE）5阻害薬の有効性が報告されています[4].

TAKE HOME MESSAGE

- レイノー現象のうち，若年女性であれば多くは一次性として対症療法で経過観察可能です.
- 自己抗体陽性，爪根部毛細血管異常，その他の末梢循環障害の所見がある場合には，膠原病に進展する可能性が高いため，精査と注意深いフォローが必要です.

文　献
1) Pavlov-Dolijanovic S, et al. Rheumatol Int. 2013; **33**: 921-926
2) Ingegnoli F, et al. Arthritis rheum. 2008; **58**: 2174
3) Koenig M, et al. Arthritis Rheum. 2008; **58**: 3902
4) Roustit M, et al. Ann Rheum Med. 2013; **72**: 1696

3 膠原病を疑ったときには どの検査をする？

結論から先に

- 全身の注意深い診察と病歴聴取が最も重要ですが，自己抗体検査は多くの膠原病の診療に不可欠です．

- 関節リウマチ（RA）を疑う際はリウマトイド因子（RF），抗シトルリン化ペプチド（CCP）抗体を，抗核抗体（ANA）関連疾患［全身性エリテマトーデス（SLE），シェーグレン症候群（SS），多発性筋炎/皮膚筋炎（PM/DM），全身性強皮症（SSc），混合性結合組織病（MCTD）］では，スクリーニングとして間接蛍光抗体法による ANA（FANA）を検査します．

  * RA：rheumatoid arthritis，RF：rheumatoid factor，CCP：cyclic citrullinated peptide，ANA：anti-nuclear antibody，SLE：systemic lupus erythematosus，SS：Sjogren's syndrome，PM/DM：polymyositis/dermatomyositis，SSc：systemic scleroderma，MCTD：mixed connective tissue disease，FANA：fluorescent ANA

- RF や FANA は健常者や他の疾患で陽性となることも多く，異常値は常に膠原病を意味しません．また，無症候の方であれば，異常値そのものに治療は必要としません．

- ただし，膠原病の臨床像は多様で診断が難しいことも多く，高力価の RF や FANA，低力価でも症状・徴候を有する場合（レイノー現象・光線過敏・乾燥症状のエピソード，膠原病の家族歴，原因不明の発熱・筋痛・関節痛，爪周囲の紅斑などの皮膚症状，尿蛋白陽性など）や，疾患標識自己抗体を認める際には，専門医へのコンサルトが勧められます．

具体的にどうするか

- 100種以上とされる膠原病とその類縁疾患には，自己抗体を特徴とする疾患と，これを伴わない疾患（例：高安動脈炎，巨細胞性動脈炎，結節性多発動脈炎，ベーチェット病，成人スチル病など）があります．

- 自己抗体を特徴とする疾患では，自己抗体検査は診断のみならず臓器合併症や予後の推定，治療選択に有用です．

- **診断を目的とする抗体**［RF，抗CCP抗体，FANA，抗RNP抗体（抗U1-RNP抗体），抗Sm抗体，抗DNA抗体，抗SS-A抗体，抗SS-B抗体，抗Scl-70抗体，抗RNAポリメラーゼⅢ抗体，抗セントロメア抗体，抗ARS抗体，一部を除く筋炎特異抗体，抗リン脂質抗体，ANCAなど］と，**病勢評価や疾患の分類にも有用な抗体**（RF，抗dsDNA抗体，ANCA，抗MDA5抗体，抗TIF1-γ抗体，抗Mi-2抗体など）を使い分けます．

- ただし，診断目的の抗体を複数回測定したり，類似する抗体を同時期に測定することは，保険請求上の制約があります．

関節リウマチ：RF，抗CCP抗体

> ○ **RFはRA患者の70〜80％で陽性となります**．

- RFの有無と力価は診断確度や予後，また経時変化は長期的な疾患活動性や治療効果の指標になります．なお，脊椎関節炎，リウマチ性多発筋痛症，成人スチル病ではRF陰性が診断の補助となります．

- RFは他の膠原病（SS：70〜95％，MCTD：50〜60％，SLE：15〜30％，PM/DM：5〜15％，血管炎症候群），慢性炎症性

疾患や悪性疾患で陽性を示すことがあります.

- 約5％の健常者で検出されますが，発病予測に有用かはまだはっきりしていません．したがって，健康診断などでRF陽性が判明しても，無症候なら経過観察とします．

- **抗CCP抗体は，感度はRFと同等ですが，特異度が高いです（～95％）**．RFと抗CCP抗体の共存例（～80％）は診断確度が高くなりますが，一方のみ陽性の事例もあり，両者を測定します．

- 抗CCP抗体はRFと同様に，他の膠原病（SLE，SS，乾癬性関節炎など：10～15％），結核や慢性閉塞性肺疾患（COPD）で陽性となることがあります．また，健常者での陽性率はRFに比べて低く（～1.5％），低値が一般的です．

- 抗CCP抗体は関節破壊の予後不良因子ですが，病勢指標に有用かはまだはっきりしていません．

抗核抗体（ANA）関連疾患

- ANAは細胞内抗原に対する自己抗体であり，SLE，SSc，PM/DM，MCTD，SSで高率に検出されます．

- 多種の自己抗体をスクリーニングする間接蛍光抗体法（FANA）と，特異自己抗体に分類されます．

- FANAは，HEp-2細胞に結合する患者血清中のANAを可視化し，染色パターンと抗体価を半定量します．染色パターンは，特定の疾患と特異自己抗体にある程度対応しますが（**表1**），相関は弱いため，臨床所見で考えられた鑑別疾患をもとに特異自己抗体を測定します．また，抗SS-A抗体，抗SS-B抗体，抗ARS抗体などはFANAで陰性のことがあります．

- 健常者や膠原病以外の疾患の患者さんでも様々な頻度で検出されます（**表2**）．

表 1　代表的な抗核抗体

FANA の染色パターン	対応する特異自己抗体	関連する代表的疾患
均質型（homogenous）	抗 DNA 抗体	SLE
	抗ヒストン抗体	SLE, 薬剤誘発性ループス
辺縁型（peripheral）	抗 DNA 抗体	SLE
斑紋型（speckled）	抗 U1-RNP 抗体	SLE，MCTD，SSc
	抗 Sm 抗体	SLE
	抗 SS-A 抗体	SS，SLE，SSc，RA
	抗 SS-B 抗体	SS
	抗 RNA ポリメラーゼⅢ抗体	SSc
	抗 Mi-2 抗体	DM（PM）
	抗 TIF1-γ 抗体	DM
散在斑紋型 （discrete speckled）	抗セントロメア抗体	SSc，SS，PBC
核小体型（nucleolar）	抗 RNA ポリメラーゼⅢ抗体，抗 Th/To 抗体*，抗 U3-RNP 抗体*	SSc
斑紋型＋核小体型 （speckled + nucleolar）	抗 Scl-70 抗体，抗 RNA ポリメラーゼⅢ抗体	SSc
細胞質型（cytoplasmic）	抗 ARS 抗体	PM/DM
	抗 MDA5 抗体	DM
	抗ミトコンドリア抗体	PBC
	抗 SRP 抗体*	PM（DM）
	抗 SS-A 抗体	SS，SLE，SSc，RA
核小体型＋細胞質型 （nucleolar＋ cytoplasmic）	抗リボゾーム P 抗体*	SLE

PBC：原発性胆汁性肝硬変
*保険未収載の検査

表 2　抗核抗体の陽性率

SLE	98 〜 100%	SSc	90%
SS	60%	MCTD	100%
RA	45%	PM/DM	35 〜 50%
薬剤誘発性ループス	85 〜 95%	若年性特発性関節炎	15 〜 40%
橋本病	50%	バセドウ病	50%
自己免疫性肝炎	70%	PBC	50 〜 70%
感染症	HCV，EBV，HIV		
その他	リンパ増殖性疾患，IBD，特発性間質性肺炎		
健常者	40 倍：16 〜 22%，80 倍：7 〜 13% 160 倍：1 〜 4%，320 倍以上：〜 1%		

HCV：C 型肝炎ウイルス，EBV：Epstein-Barr ウイルス，HIV：ヒト免疫不全ウイルス，IBD：炎症性腸疾患

- 以下，鑑別となる疾患ごとに主要な自己抗体を概説します．

① 全身性エリテマトーデス（SLE）：抗 dsDNA 抗体，抗 Sm 抗体，抗リン脂質抗体

- 皮膚，関節・筋，血液，精神・神経，腎臓など多臓器を障害し，患者さんにより臨床像が多様な点が特徴です．
- FANA はほぼ全例（95 〜 99%）の SLE で検出されます．したがって，**FANA が陰性ならば，SLE の可能性は極めて低い**といえます．
- 抗 dsDNA 抗体（約 70%），抗 Sm 抗体（10 〜 50%）は特異度が高く，他の膠原病との鑑別に有用です．また，前者は病勢と相関が高く，経時評価は病状管理に有用です．
- 抗 dsDNA 抗体の測定にはラジオイムノアッセイ（RIA）法と ELISA/CLEIA 法があります．RIA 法は感度に劣りますが（50 〜 80%），特異度と病勢との相関が高いです．後者は感度にやや優れますが（70 〜 80%），特異度は劣ります（70%）．

❷ シェーグレン症候群（SS）：抗 SS-A 抗体，抗 SS-B 抗体

- ドライアイ，ドライマウスを主要徴候とし，多彩な腺外症状（約25％）を伴います．
- 抗 SS-A 抗体，抗 SS-B 抗体を測定します．前述のようにFANA 陰性でも疑う際には実施します．
- 抗 SS-A 抗体は感度が高い（60 〜 80％）ですが，特異度は低く，様々な膠原病で陽性となります（SLE：約30％，PM/DM・SSc：20％，RA：15％）．抗 SS-B 抗体は感度が低いですが（約30％），特異度が高いです．
- 母体の抗 SS-A 抗体，抗 SS-B 抗体は胎児に移行し，まれながら（〜 2％）新生児ループス（皮膚症状，心伝導障害）の原因となります．したがって，妊娠希望の SLE や SS の患者さんでは測定を考慮します．

❸ 全身性強皮症（SSc）：抗 Scl-70 抗体，抗セントロメア抗体，抗 RNA ポリメラーゼⅢ抗体

- 皮膚硬化，レイノー現象を主要徴候とします．間質性肺炎，肺高血圧症，強皮症腎・消化管障害に注意が必要です．
- FANA はほぼ全例（〜 95％）で検出されます．したがって，**FANA が陰性なら，SSc の可能性は低く**なります．
- 抗 Scl-70 抗体（SSc 患者における陽性頻度：約30％），抗 RNAポリメラーゼⅢ抗体（約5％），抗セントロメア抗体（約30％）を測定します．前二者は特異度が高いです．また，抗体種により前述の内臓合併症の頻度が異なります．

❹ 多発性筋炎/皮膚筋炎（PM/DM）：抗 ARS 抗体，抗 MDA5 抗体，抗 Mi-2 抗体，抗 TIF1-γ 抗体，その他の筋炎特異抗体

- 近位筋痛・筋力低下に加え，DM ではヘリオトロープ疹，Gottron 徴候などの皮疹を主要徴候とします．筋症状が不顕性で

皮疹のみをきっかけに診断される事例（無筋症性皮膚筋炎）にも注意が必要です.

- 抗 ARS 抗体は従来の抗 Jo-1 抗体を含む主要な 5 種の抗体（抗 Jo-1 抗体, 抗 PL-7 抗体, 抗 PL-12 抗体, 抗 EJ 抗体, 抗 KS 抗体）を一括で測定します. PM/DM の約 30 〜 40％で陽性となり, 間質性肺炎（〜 90％）, 機械工の手を高頻度に合併します.
- 抗 MDA5 抗体, 抗 TIF1-γ 抗体, 抗 Mi-2 抗体は DM の病型診断の強力なツールではありますが, 保険請求上は DM の確定診断の上で適用されます.

5 混合性結合組織病：抗 U1-RNP 抗体

- 手指腫脹, レイノー現象を必須とし, SLE, SSc, PM の部分徴候が混在する疾患です.
- FANA, 抗 U1-RNP 抗体が全例で陽性となります.

その他の主要な自己抗体

1 抗リン脂質抗体症候群（antiphospholipid syndrome：APS）：ループスアンチコアグラント（LAC）, 抗カルジオリピン（CL）抗体, 抗 CLβ2GPI 抗体

- 若年者の動静脈血栓症や, 習慣性流産などの周産期異常で疑います.
- APTT（活性化部分トロンボプラスチン時間）延長や梅毒反応の生物学的擬陽性（脂質抗原法陽性, TP 抗原法陰性）が診断の契機となることがあります. なお, 抗凝固療法中は LAC や APTT の解釈に注意が必要です.
- また, 抗リン脂質抗体は SLE の診断基準にも含まれます. 逆に APS の約 40％に SLE を合併します.

❷ 血管炎症候群：MPO-ANCA，PR3-ANCA，抗糸球体基底膜（GBM）抗体

- 血管壁を炎症の主座とし，罹患する血管径により細分類されます．
- 大・中型血管炎は特徴となる自己抗体はありません．
- ANCA 関連血管炎（AAV），抗 GBM 病は糸球体腎炎，肺胞出血を特徴とします．また，AAV では紫斑などの皮疹，（末梢）神経障害，間質性肺炎や肺結節影，副鼻腔炎・中耳炎，強膜炎など多彩な病変を伴います．
- ANCA の測定には間接蛍光抗体法と ELISA/CLEIA 法（MPO-ANCA，PR3-ANCA）があります．感度・特異度に勝る後者をまずは実施します．

TAKE HOME MESSAGE

- 膠原病に分類されるすべての疾患は症候群であり，自己抗体検査も含め，一つだけの所見では診断されません．
- 鑑別疾患と検査前確率を念頭に置くことで，RF，FANA，ANCA は早期診断に有用なツールとなります．

4 関節リウマチの早期診断には "指を診る"

結論から先に

- 関節リウマチ（RA）は，変形・骨びらんが生じる前に診断することが求められます．触診でRAに罹患しやすい関節の疼痛・腫脹を探したり，関節エコーで軟部組織・滑膜のチェックや骨びらんの有無を捉えるなどが有用です．
- RAに進展する高リスク患者の特徴を知っておくことで，見逃しを防ぐことができます．
- 脊椎関節炎の指所見を知り，適切に関節リウマチとの鑑別を行うことも重要です．

関節リウマチの指所見はどう診る？

- RAでは，滑膜炎による骨軟部組織損傷の結果として特徴的な指変化が生じることが知られています．代表的な指所見としては，スワンネック変形・ボタン穴変形・尺側偏移などが知られており，医学教育の場や教科書などでは**図1**のような変形が進行した写真を目にすることが多いのではないでしょうか．
- 近年，効果的なRA治療薬がいくつも登場し，関節変形をまったく生じることなく寛解に至ることが可能となっています．それは同時に，教科書でみるような**変形が生じるより前にRAを診断すること**が求められているということでもあり，プライマリケアの現場に求められる診断のハードルはむしろ上がっているかもしれません．

23

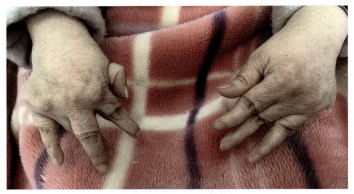

図1 長期罹患の関節リウマチ症例

1 触診では何に注意する？

○現在では，一見ほとんど正常にみえるような手指であっても，特に手指近位指節間（PIP）関節や中手指節（MCP）関節といったRAに罹患しやすい関節の疼痛・腫脹がある場合には，RAを疑って診断を進めていく必要があります．

- 診察の方法としては，**図2**のように両手母指の指腹で関節の裂隙を優しく触診すると，内部に弾力のある滑膜組織や液体貯留を触知することができます．腫脹の有無の判断に迷う場合には，対側の同関節や隣接する関節との比較を行います．
- 圧痛の判定のためには，強過ぎず弱過ぎず適度な圧をかける必要がありますが，その<u>目安は検者の母指爪甲部が白くなる程度</u>とされています．

2 画像検査も活用する

- 早期診断・治療のためには，X線所見で典型的な骨びらんを認めるまで待たずに治療を開始しなければなりません．理想的には，軟部組織の腫脹以外にはX線では異常所見を認めない段階での診断・治療が望まれます．

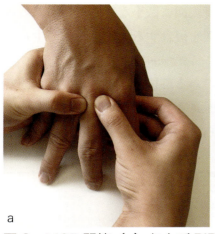
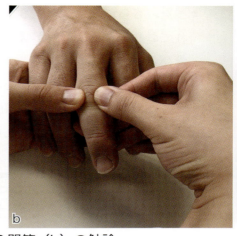

図2 MCP 関節（a）および PIP 関節（b）の触診

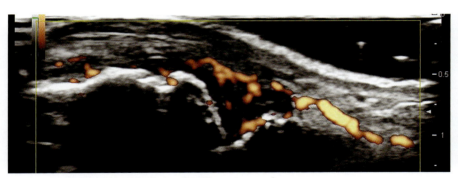

図3 MCP 関節の滑膜炎（関節リウマチ）

- そのため，X 線よりも軟部組織・滑膜の描出に優れたエコーによる検査が，関節リウマチの早期診断に有用として近年注目されています．
- RA 患者の関節に表在用（高周波）プローブをそっと乗せると，図3のように<u>関節腔に低エコー領域とパワードプラシグナルが認められる</u>ことがあります．これは増殖した滑膜とその内部に増加した血流をそれぞれ反映した所見であり，いずれも X 線所見では捉えることができないものです．

- また，さらによく観察すると骨表面に微小な表面不整が認められており，これは**滑膜が骨表面を侵食する**ことによって生じた**骨びらん**を表しています．
- エコーは拡大率が高く，関心のある部位を様々な角度から観察することができるため，X線所見よりも小さな骨びらんを検出することに優れていると考えられています．

診察をしても画像検査をしても現時点では診断できない場合は？

- 現時点では診断には至らないものの将来的に RA に発展しうる高リスクと考えられる症状のことを clinically suspected arthralgia（CSA）と呼びますが，2016 年に欧州リウマチ学会からこの CSA に関するコンセンサスが発表されています（**表1**）．
- この7つのうち3項目以上を満たす場合には CSA と考えるべきであり，その患者さんが将来的に RA を発症する特異度は3項目以上（74.4%），4項目（93.6%），5項目以上（100%）と項目が多くなるごとに高くなります．
- RA を疑っている場合には，この CSA の項目について重点的な問診・診察を行うことで，将来的に発症するであろう高リスク症例を見逃すことが少なくなります．

表1　clinically suspected arthralgia（CSA）の7項目

①1年以内に症状発症している関節痛
②MCP 関節の関節痛
③朝のこわばりが60分以上持続する
④早朝に最も症状が強い
⑤第一親等に関節リウマチの家族歴がある
⑥こぶしを隙間なく握れない
⑦MCP 関節のスクイーズテスト陽性

脊椎関節炎の指所見の特徴を押さえる

- RAの鑑別疾患は多岐にわたるため，すべての所見を挙げるときりがありませんが，最も重要なものとして脊椎関節炎が挙げられます．ここでいう脊椎関節炎とは強直性脊椎炎や乾癬性関節炎などを含めた広義の意味ですが，これらの疾患は血清反応陰性で，RAに類する症状を呈します．そのため血清反応陰性のRAとの鑑別のためにはその理学所見が非常に重要です．
- 脊椎関節炎では関節滑膜炎だけではなく，腱炎・腱鞘炎・付着部炎・骨炎といった関節周囲の炎症病態が複合して生じるため，理学所見では腫脹が関節のみに限局せず，指全体が腫脹する指趾炎を認めます（**図4**）．また乾癬性関節炎の場合，爪乾癬を伴っていることが多いのですが（**図5**），爪白癬と誤診されているケースが多く見受けられます．疑わしい場合には爪の

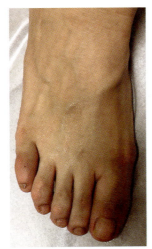

図4 強直性脊椎炎症例の指趾炎（第5趾）

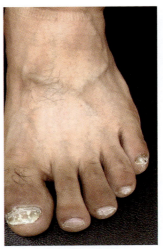

図5 乾癬性関節炎症例の爪乾癬

鏡検で真菌の有無を確認したり，皮膚科へ紹介し精査を行うことが望ましいと思います．

TAKE HOME MESSAGE

- RA 診断のために指の診察は非常に重要です．早期診断・早期治療のために軽微な症状にも注意する必要があります．
- RA を疑っている場合は，見逃さないためにも CSA を念頭に置きましょう．

5 それは関節リウマチ？

結論から先に

- 最近の関節リウマチ（RA）の診断（分類）基準は，検査と治療法が大きく変革し，新しくなりました（**表1**）[1].

> ○ 1ヵ所以上の関節炎を認め，鑑別すべき疾患（表2）を除外し，新基準スコア（表1）の総計10点満点中6点を超えれば，RAに分類されます.

- ただし，この新しい基準も英語では，classification criteria（分類基準）と呼ばれ，diagnosis criteria（診断基準）ではありません.
- 分類基準とは臨床研究を行うために患者さんを均一化するためのものです．したがって，この基準を満たさないからといってRAを否定することはできず，慎重な経過観察を必要とする例も少なくありません.

RAを疑うのはどんな患者さん？

- まずは関節所見と病歴から分類を進めます.

1 RAの関節所見

- 関節炎を正しく診断する必要があり，本当に"関節炎"か判断します．**疼痛だけでなく，発赤，熱感，腫脹，機能障害を認めている場合に，"関節炎"と判断します**.
- 1つ以上の"関節炎"がある場合に分類を進めます.

29

表1 米国リウマチ学会/欧州リウマチ学会（ACR/EULAR）による
関節リウマチ分類基準（2010年）

まずは，1ヵ所以上の関節炎を認め，鑑別すべき疾患を除外し，X線検査で典型
的なRA所見を認めない場合，このスコアリングシステムを適用します．

項　目		スコア
罹患関節数と分布 （腫脹関節または圧痛関節， 画像検査による滑膜炎）	大関節　1ヵ所	0
	大関節　2〜10ヵ所	1
	小関節　1〜3ヵ所 （大関節の罹患の有無は問わない）	2
	小関節　4〜10ヵ所 （大関節の罹患の有無は問わない）	3
	大小関節　11ヵ所以上 （少なくとも1ヵ所の小関節を含む）	5
血清学的検査 （RF，抗CCP抗体）	ともに陰性	0
	少なくとも1つが陽性で低力価 （正常上限3倍以内）	2
	少なくとも1つが陽性で高力価 （正常上限3倍を超える）	3
急性期反応物質	CRPおよび血沈ともに正常	0
	CRPまたは血沈のいずれかの上昇	1
滑膜炎症状（疼痛，腫脹，圧 痛）の持続期間	6週間未満	0
	6週間以上	1

大関節：肩関節，肘関節，股関節，膝関節，足関節
小関節：中手指節（MCP）関節，近位指節間（PIP）関節，第2〜5中足
趾節（MTP）関節，母指指節間（IP）関節，手関節

［文献1を改変して引用］

2 RAの典型的な病歴

①亜急性〜慢性発症（1〜3ヵ月程度の経過）

②1時間以上の朝のこわばり

③だるさ，微熱，体重減少

④上肢の関節から始まる

表2　新分類基準使用時の関節リウマチ鑑別疾患難易度別リスト

鑑別難易度 高：頻度もスコア偽陽性になる可能性も比較的高い
1. ウイルス感染に伴う関節炎（パルボウイルス，風疹ウイルスなど）
2. 全身性結合組織病（シェーグレン症候群，全身性エリテマトーデス，混合性結合組織病，多発性筋炎/皮膚筋炎，全身性硬化症）
3. リウマチ性多発筋痛症
4. 乾癬性関節炎

鑑別難易度 中：頻度は中等または高いが，スコア偽陽性の可能性は比較的低い
1. 変形性関節症
2. 関節周囲の疾患（腱鞘炎，腱付着部炎，肩関節周囲炎，滑液包炎など）
3. 結晶誘発性関節炎（痛風，偽痛風など）
4. 血清反応陰性脊椎関節炎
5. 全身性結合組織病（ベーチェット病，血管炎症候群，成人スチル病，結節性紅斑）
6. その他のリウマチ性疾患（回帰リウマチ，サルコイドーシス，RS3PE 症候群など）
7. その他の疾患（更年期障害，線維筋痛症）

鑑別難易度 低：頻度もスコア偽陽性になる可能性も低い
1. 感染に伴う関節炎（細菌性関節炎，結核性関節炎など）
2. 全身性結合組織病（リウマチ熱，再発性多発軟骨炎など）
3. 悪性腫瘍（腫瘍随伴症候群）
4. その他の疾患（アミロイドーシス，感染性心内膜炎，複合性局所疼痛症候群など）

［日本リウマチ学会：鑑別疾患難易度別リスト（2016.11.14 修正）<https://www.ryumachi-jp.com/info/161114_table1.pdf>（2019 年 3 月閲覧）より作成］

　　　⑤小関節から始まる

　　　⑥関節炎の分布が左右対称的

- 以上の項目の中で，「⑥関節炎の分布が左右対称的」であることが特に重要です．

具体的にどうするか

- RA の分類と鑑別診断のために，初診時に以下のスクリーニング検査を行います．
  - ①末梢血液一般検査（CBC）
  - ②血液生化学検査
  - ③尿検査
  - ④C 反応性蛋白（C-reactive protein：CRP）
  - ⑤赤血球沈降速度（血沈）
  - ⑥リウマトイド因子（rheumatoid factor：RF）
  - ⑦抗 CCP 抗体
  - ⑧間接蛍光抗体法による抗核抗体（anti-nuclear antibody：ANA）
- 次に，より正確に分類・鑑別するために以下の検査を行います．
  - ⑨関節 X 線検査［両側手指・足趾関節，足・膝・肘関節（両側 2 方向），頚椎（6 方向）］．
  - ⑩疾患特異的自己抗体（RA 以外の膠原病が疑われ，抗核抗体陽性の場合）
  - ⑪関節エコー，関節 MRI
  - ⑫関節液検査（単関節炎の場合）

RA の旧分類基準はどんなもの？：
米国リウマチ学会（ACR）改訂分類基準（1987 年）（**表 3**）[2]

- 1987 年に作成された RA の分類基準であり，世界中で長く用いられてきました．
- 平均罹病期間約 7.7 年の RA 患者 262 名のデータをもとに作成されたものです．

表3 米国リウマチ学会による関節リウマチ分類基準（1987年）

1. 朝のこわばり（少なくとも1時間以上続くこと）
2. 3ヵ所以上の関節炎
3. 手の関節炎（手関節または中手指節関節または近位指節間関節の関節炎）
4. 対称性関節炎
5. リウマトイド結節
6. リウマトイド因子陽性
7. X線異常所見（手指または手関節での骨びらんまたは骨の脱石灰化像）

7項目中4項目以上が認められる場合，関節リウマチと分類する．
最初の4項目は少なくとも6週間持続していなければならない．

［文献2を改変して引用］

なぜ考え方が変わったか

- 検査技術の発展により抗CCP抗体の測定が可能となり，RAの分類には抗CCP抗体が有用であることが明らかになりました（☞ Column参照）．そのため，抗CCP抗体を組み入れた新しい分類基準の作成が求められるようになりました．

- 治療法も大きく進歩し，欧米では1998年から，わが国では2003年から生物学的抗リウマチ薬（bDMARDs）が保険承認されました．この生物学的抗リウマチ薬は，RA発症早期ほど効きやすく，寛解を維持させる効果が高いことが大規模臨床試験の成績から明らかでした．

- このことから，早期診断を目的として，2010年にACRと欧州リウマチ学会（EULAR）が協同で新分類基準を発表しました（**表1**）[1]．

Column 抗CCP抗体

- RA患者の罹患関節滑膜は，免疫異常により多くのシトルリン化蛋白が発現しています．このシトルリン化蛋白に対する自己抗体が

抗CCP抗体［抗シトルリン化ペプチド抗体，anti-cyclic ci-trullinated peptides antibody (ACPA)］です．
・早期RAに対する抗CCP抗体の感度は50％程度ですが，特異度90％程度と優れていることから，2007年にわが国でも保険収載され，汎用されています．
・抗CCP抗体陽性のRAは，疾患活動性が高く，関節破壊が進行しやすいことが分かっています．

RAの新分類基準：
ACR/EULAR関節リウマチ分類基準（2010年）（**表1**）[1]

● 以下の手順で使用します．

①1ヵ所以上の関節炎がないか判断します．

②鑑別すべき疾患（**表2**）を除外します．

③罹患関節数と部位を確認します．

④RFと抗CCP抗体値を測定します．

⑤CRPと血沈値を測定します．

⑥関節炎の持続期間を問診します．

⑦上記③〜⑥のスコアを加算し，総計10点満点中6点を超えれば，RAに分類されます．

● なお，1つ以上の関節炎が存在し，RAに典型的な骨びらんが確認された場合には，点数に関係なくRAに分類されます．

2つの分類基準の違いは？

● 旧分類基準は，感度91％，特異度89％と十分な感度・特異度があり，"鑑別すべき疾患を除外する"必要がないことから使いやすいです．しかし，早期RAの分類感度が低い点が難点です．

- 新分類基準は，旧分類基準と比べて早期 RA の分類感度は高くなりました．しかし，特異度は低く，"鑑別すべき疾患（**表2**）を除外する"ことが求められています．関節炎診療に習熟していないと使用しにくいことが難点です．
- 日本リウマチ学会では，文献およびコホート解析結果に基づき，鑑別疾患リスト（**表2**）を作成しています．新分類基準を使用する際には使用しなければなりません．

個人的な経験で言えば

- 新分類基準が 5 点以下であり，"他に関節炎を説明する適切な疾患がない"場合には，分類不能関節炎（undifferentiated arthritis）として経過を慎重に観察します．この中から RA に進展する症例も少なくありません．
- 実臨床においては典型例ばかりでないことから，少しでも RA を疑わせる所見があれば，患者さんのベネフィットを優先して，一度は早期に専門医への受診を勧めましょう．

TAKE HOME MESSAGE

新分類基準を用いて早期 RA を正確に分類するためには，十分な鑑別診断を行うことが最も重要です．

文　献
1）Aletaha D, et al. Arthritis Rheum. 2010; **62**: 2569-2581
2）Arnett FC, et al. Arthritis Rheum. 1988; **31**: 315-324

6 関節リウマチにはタバコが悪い？

結論から先に

- タバコには様々な害が知られていますが，関節リウマチ（RA）にもタバコが悪いことが分かってきました．
- タバコは肺の抵抗力に悪影響を与えるため，RA の治療中に肺炎にかかりやすくなります．
- RA では長期の炎症により動脈硬化が進みやすいのですが，タバコはさらに拍車をかけ，心筋梗塞などの心血管障害を大幅に助長します．
- それどころか，最近ではタバコ自体が免疫の異常を引き起こし，RA になりやすくすることが分かってきました．
- したがって，タバコは RA に「悪い」といえます．

なぜ関節リウマチになるのか？

- RA は，関節の内側を裏打ちしている滑膜という組織に炎症（滑膜炎）が生じて痛みや腫れを引き起こし，さらに関節を構成する骨や軟骨を溶かして関節構造が破壊される病気です．
- RA でなぜ関節の滑膜炎が起きるのか，まだ完全に解明されてはいませんが，何らかの遺伝的要因（体質）と環境要因（身体的・精神的・化学的ストレス，感染症など）の両者が発症に影響すると考えられています（**図 1**）[1]．
- 「性差」は遺伝的要因として最もよく知られ，女性は男性と比べ 3 〜 4 倍 RA にかかりやすいことが分かっています．また，

36

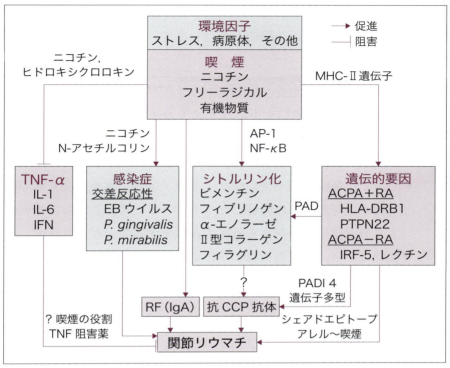

図1 タバコが関節リウマチに及ぼす影響

［文献1を和訳して作成］

細胞が自己と非自己を区別する際の重要な目印である「主要組織適合遺伝子複合体（major histocompatibility complex：MHC）」のうち，特定の型を持つ方で，関節リウマチにかかる危険性が高いことが知られています．

- 遺伝的要因と環境要因がそろうと，免疫反応を担当する白血球，マクロファージ，リンパ球などの細胞が自発的に相互反応を起こし，炎症を引き起こす物質（TNF-α，IL-6などの炎症性サイトカインなど）を大量に産生します．
- 炎症性サイトカインは，関節の滑膜組織に存在する様々な細胞に作用し，骨を壊す細胞（破骨細胞）を活性化したり，軟骨を

溶かす物質（マトリックスメタロプロテアーゼ）を産生したり
することで，関節の破壊が進行します．

関節リウマチの治療法と問題点は？

- RA では，免疫細胞や炎症性サイトカインが悪さをしているの
  で，これらを標的とする治療薬（免疫抑制療法，抗サイトカイ
  ン療法）が使用されます（詳細は☞22章，23章）．
- ただし，免疫細胞や炎症性サイトカインは，本来人間を病原微
  生物から守るために発達したものであるため，これらの治療に
  より**病原微生物に対する抵抗力が低下する**ことがあります．
- 残念ながら，病原微生物から体を守る「良い免疫」を抑えずに
  RA を引き起こす「悪い免疫」だけを抑えるような，好都合な
  薬は現在のところありません．
- 一方で，RA の治療制御が不十分だと，炎症が長期間にわたっ
  て持続し，様々な障害を引き起こします．
- RA の治療コントロールが不十分な場合には，関節に痛みや腫
  れなどの苦痛が続き，関節破壊が進むことによって，色々な日
  常生活動作ができなくなるので，RA に対する良い薬が少な
  かった頃は寝たきりになる RA 患者さんがたくさんいました．

間接的なタバコの害①：気管支，肺

- タバコの煙には何百種類もの有害物質が含まれ，口から肺に繰
  り返し吸い込むことによって，通り道にがん（舌がん，口腔が
  ん，咽頭がん，喉頭がん，肺がんなど）や組織傷害（肺気腫，
  慢性気管支炎，気管支喘息）が生じます．
- 呼吸器（肺，気管支）は常に空気中の病原微生物に曝されていま
  す．しかし，通常は簡単に肺炎や気管支炎は起こりません．呼

吸器には病原微生物をうまく排除する防御機能があるからです.

● タバコの煙を繰り返し吸い込むと，**肺や気道の組織に構造的な変化（破壊）を引き起こし，防御機能が大幅に低下**します.

● RA では，関節のみならず，間質性肺炎や細気管支炎など肺にも様々な病変が生じることが知られています．このような病変がある患者さんでは，もともと肺の防御機構が弱くなっています．さらに，RA に対する治療では，病原体に対する抵抗力が弱まることがあります.

● そこにタバコの影響が上乗せされると，さらに肺炎になりやすくなります．このように，タバコは RA の治療をとても危険なものにしかねないので，RA にとってタバコは「悪い」です.

間接的なタバコの害②：動脈硬化

● 慢性炎症を起こす病気では，全身の動脈硬化が格段に進みやすいと報告されています．少しの炎症でも動脈の壁に微小な傷を作り，これが繰り返されて動脈硬化が進展し，高血圧症や心筋梗塞，脳梗塞などに繋がります.

● RA は，慢性炎症を引き起こす代表的な疾患の一つです．そのため，**RA があるだけで動脈硬化が進みやすくなります**．RA 患者の死因では心血管イベントが最も多いと報告されています.

● 一方，**タバコは動脈硬化を引き起こすリスク因子**としてよく知られています．活性酸素をたくさん作らせることで，血管に微小な傷を作ります.

● 赤血球に存在するヘモグロビンは，酸素を運ぶ蛋白質です．肺で酸素を受け取って鮮やかな赤色になり，各臓器組織に酸素を渡して暗赤色に変わります.

● 一酸化炭素は，酸素よりもヘモグロビンにくっつきやすく離れ

にくいので，ヘモグロビンを長時間占拠し，酸素をくっつけなくしてしまいます．そうすると体の組織から酸素が足りなくなるので，赤血球を増やして対抗します．これを「多血症」といいます．多血症になると，血液はドロドロとし，血管が詰まりやすい状態になります．

- <u>タバコの煙には一酸化炭素が多量に含まれ，多血症の原因となります．また一酸化炭素やニコチンは強力な血管収縮作用があり，さらに血管が詰まりやすい状態になります．</u>
- RA による動脈硬化に加え，タバコの活性酸素による動脈硬化まで加わって血栓ができやすい状態になり，さらにタバコの一酸化炭素やニコチンによって血管が詰まりやすい状況になるため，心筋梗塞や狭心症などの心血管イベントが容易に起こりやすくなります．

直接的なタバコの害：発症の引き金

- RA は自分の免疫が悪さをする病気であることは最初に述べましたが，自己抗体（自分の体の成分に対する抗体）が RA 患者の 80％くらいで陽性になることが知られています．
- 以前からリウマトイド因子（RF）と呼ばれる自己抗体が知られていましたが，加えて新たに「抗シトルリン化ペプチド抗体（抗 CCP 抗体，ACPA）」がみつかり，現在では RA の診断に有力な手がかりとなる検査に活用され，新しい RA の分類基準の項目にも含まれています（☞5章参照）．また，抗 CCP 抗体が陽性の RA 患者さんは，陰性の患者さんと比べて関節破壊が進展しやすく，RA の「予後不良因子」の一つです．
- 「シトルリン化」とは，蛋白を構成するアミノ酸のうちアルギニンをシトルリンに変換する化学反応で，肺と歯周病菌

（*Porphyromonas gingivalis*）に多量に含まれる PAD（ペプチジルアルギニンデイミナーゼ）という酵素群が触媒します.

- RA では，PAD の酵素群の一つをコードする *PADI4* 遺伝子が疾患関連遺伝子であることが日本の研究者から報告されています[2].

- 肺ではタバコによって PAD が活性化され，シトルリン化が盛んになることが判明し，**タバコが抗 CCP 抗体の出現に関与する**と考えられるようになりました.

- また，歯周病菌が RA を引き起こしている可能性を示す報告が相次いでいます. タバコは口内環境を劣悪にさせ歯周病菌が繁殖しやすい環境を作り出します. **歯周病菌に多量に含有される PAD が抗 CCP 抗体の出現を誘導する**のではないかとの考えがあります.

- このように，タバコが RA 発症の引き金となる可能性が示されています. タバコで RA の原因のすべてを説明できるわけではありませんが，**図 1** に示すように，タバコは RA の色々な側面に関与します. タバコが RA に「悪い」ことに変わりはありません.

TAKE HOME MESSAGE

- ・タバコは関節リウマチには，色々な側面で「悪い」です.
- ・関節リウマチの原因には遺伝的因子と環境因子があり，その両方にタバコが悪影響を及ぼします.

文　献
1）Baka Z, et al. Arthritis Res Ther. 2009; **11**: 238
2）Suzuki A, et al. Nat Genet. 2003; **34**: 395-402

7 SLEの診断基準はどうなってる？

結論から先に

- 全身性エリテマトーデス（systemic lupus erythematosus：SLE）の診断に用いられる基準として，米国リウマチ学会（American College of Rheumatology：ACR）分類基準（1982年作成，1997年改訂）[1]と Systemic Lupus International Collaborating Clinics（SLICC）分類基準（2012年作成）[2]の2つがあり，これらはほぼ同等の診断能がありますが，SLICC分類基準はより高い感度を有します．そのため，特に早期の患者さんをより拾い上げることができる一方，周辺病態を拾い上げるなど偽陽性を示す可能性も高いです．

- SLEを診断した場合には，一度は専門医に紹介するのが良いでしょう．

どのような患者がSLEらしいのか？

- SLEを特徴づけるのは以下のもので，これらがそろう際によりSLEらしいと判断することが多いです．

①若年女性に圧倒的に多いという疫学
②持続する高熱や倦怠感などの全身症状
③蝶型紅斑など多彩な皮膚粘膜病変，中枢神経症状，腎炎，血球減少症といった多彩な臓器病変が寛解・再燃を繰り返す
④多彩な自己抗体の産生を伴う

- とはいえ，多彩な病態像を示す疾患であるため，エキスパートの間でも診断に迷い，他の膠原病のみならず非自己免疫疾患を誤診してしまうこともあります．特に好発年齢でない**高齢での発症は，抗不整脈薬・降圧薬・抗てんかん薬などの長期内服がSLE様の病態を惹起することに注意する**（薬剤誘発性ループス）など，慎重に除外診断を行います

- あくまでも分類基準はSLE診断の一助でしかなく，偽陽性例や偽陰性例があることに気をつけなくてはなりません．

ACR分類基準とSLICC分類基準とは？

- SLEの分類基準は，実臨床においては比較的高い感度・特異度を有することから診断基準に準じて取り扱われ，ACR分類基準1997が頻用されていました（**表1**）．

- ただし，この分類基準には，①皮膚項目の一部重複と不足，②低補体血症が含まれない，③診断能（分類能）の十分な検証がされていない，④神経症状が十分拾い上げられない，などの問題点が挙げられます[3]．これらを解消し，より高い分類（診断能）を有する基準を目指してSLICC分類基準が作成されました．

- SLICC分類基準（**表2**）は，臨床的項目と免疫学的項目に分けられ，臨床的項目には多彩な皮膚症状，神経症状，脱毛が，免疫学的項目には低補体血症，直接Coombs試験陽性などが含まれ，これらのうち少なくとも臨床的項目，免疫学的項目ともに1項目以上を含む4項目を満たすか，抗核抗体もしくは抗dsDNA抗体陽性で生検によりループス腎炎が組織学的に証明された場合にSLEと分類されます[2]．

- SLICC分類基準はACR分類基準1997に比べて感度が高く早期病変を拾い上げやすい一方，特異度は同等以下であり，特

表 1 ACR 分類基準（1982 年作成，1997 年改訂）

1.	頬部皮疹	頬部の紅斑．鼻唇溝より下には及ばない．鼻根部を含めば蝶形紅斑という
2.	円板状皮疹	discoid lupus：頭頚部，四肢の丘疹（紅斑性，角化鱗屑，毛嚢塞栓，萎縮）
3.	日光過敏	紫外線曝露による異常反応としての皮疹，ときに発熱，関節痛を伴う
4.	口腔潰瘍	口腔，鼻咽喉に生じ，無痛性のことが多い
5.	関節炎	2 領域以上の末梢関節の圧痛，腫脹．関節非破壊性
6.	漿膜炎	ⓐ胸膜炎，ⓑ心外膜炎　のいずれか
7.	腎障害	ⓐ尿蛋白＞0.5 g/日または＞3＋，ⓑ細胞円柱　のいずれか
8.	神経障害	ⓐ痙攣，ⓑ精神症状　のいずれか（他の誘因がないもの）
9.	血液異常	ⓐ溶血性貧血，ⓑ白血球＜4,000/μL（2 度以上），ⓒリンパ球＜1,500/μL（2 度以上），ⓓ血小板＜10 万/μL（薬剤によらない）　のいずれか
10.	免疫異常	ⓐ抗 dsDNA 抗体，ⓑ抗 Sm 抗体，ⓒ抗リン脂質抗体（抗カルジオリピン IgG または IgM, ループスアンチコアグラント，または梅毒反応偽陽性）　のいずれか
11.	抗核抗体	蛍光抗体法による．どの時点で陽性でも良い

上記 11 項目中，4 項目以上陽性なら SLE と分類する．
出現時期は一致しなくて良い．

［文献 1 を改変して引用］

　に周辺疾患を SLE と誤診する可能性が上がります．

● わが国で SLICC 分類基準の診断能を検定した研究[4] では，ACR 分類基準 1997 に比べ高感度，同特異度で（ACR vs SLICC；感度 0.88 vs. 0.99（$p<0.01$），特異度 0.85 vs. 0.80），日本人の患者さんにおいても海外と同様に高い診断能があることが分かりました．わが国においても**偽陽性がやや多い傾向にあるという特性を理解した上で，SLICC 分類基準を ACR 分類基準 1997 と併用する**ことは可能です．

表2 SLICC 分類基準（2012年）

臨床的項目	
1. 急性皮膚ループス	頬部紅斑，中毒性表皮壊死，斑点状丘疹，光線過敏
2. 慢性皮膚ループス	古典的円板状ループス，増殖性（疣贅性）ループス，深在性ループス，粘膜ループス，腫瘍性紅斑性ループス，凍瘡様ループス，円板状ループス/扁平苔癬重複
3. 口内潰瘍または鼻咽腔潰瘍	
4. 非瘢痕性脱毛	
5. 2ヵ所以上の関節炎	滑膜炎；腫脹，または圧痛＋30分以上の朝のこわばり
6. 胸膜炎，心外膜炎	
7. 尿所見異常	蛋白＞0.5g/日（尿蛋白/尿Cr比または24時間蓄尿による），または赤血球円柱
8. 神経学的異常	痙攣，精神症状，psychosis，複合性単神経炎，脊髄炎末梢神経または脳神経障害，急性錯乱
9. 溶血性貧血	
10. 白血球減少症	＜4,000/μL，またはリンパ球＜1,000/μL
11. 血小板減少症	＜10万/μL

免疫学的項目	
1. 抗核抗体陽性	
2. 抗dsDNA抗体陽性	
3. 抗Sm抗体陽性	
4. 抗リン脂質抗体陽性	ループスアンチコアグラント陽性，梅毒反応偽陽性，抗カルジオリピンIgA/G/M陽性，抗β_2GP1-IgA/G/M陽性
5. 低補体値（C3，C4，CH50）	
6. 直接Coombs試験陽性	（溶血性貧血と重複算定しない）

臨床的項目，免疫学的項目ともに1項目以上陽性かつ合計4項目以上陽性をSLEと分類する．出現時期は一致しなくて良い．
腎病理で証明されたループス腎炎かつ抗核抗体もしくは抗dsDNA抗体陽性の際にもSLEと分類する．

［文献2を改変して引用］

2017年提案の新しいEULAR/ACR分類基準（案）

- 2017年のACRで欧州リウマチ学会（European Congress of Rheumatology：EULAR）と協同の新分類基準が提案され，その分類能（診断能）も示されました[5]（**表3**）.

- 新分類基準（案）は，各項目に重みづけがされており，これまでの分類基準に比べ感度・特異度ともに改善させることが期待されています．実際に検証では高い感度・特異度を示しました（SLE 500例，対照500例において感度98%，特異度97%)[5]．140の候補となる項目から最終的な基準項目が抽出され，それらの項目に対して多基準決定分析という手法を用いて重みづけをしています．

- この新分類基準（案）は，正式にEULAR/ACR分類基準として承認された後，わが国でも検証試験がされて，その診断能が評価されていくと考えられますが，当面は他の分類基準と併用されるでしょう．

判断に迷う症例をおさえる

- 前述の通り，SLEは診断が困難な疾患の一つで，いずれの分類基準を用いても診断に迷う症例があります．以下にそのうちのいくつかを紹介します．これらを含めて多くの鑑別・除外診断を要することと，診断・病態評価が治療の選択・予後につながることから，SLEを疑ったり診断した場合には一度は専門医に紹介することが望ましいと考えます．

1 高齢者

- 人口の高齢化に伴い，以前よりは高齢発症のSLEを認めるようになりましたが，**50歳以上の「高齢発症SLE」を診断する際には悪性疾患や感染症，薬剤誘発性ループスの鑑別に注意す**

表3 EULAR/ACR 分類基準（案）（2017年）

臨床的項目	点数
発熱	2
皮膚	
非瘢痕性脱毛	2
口腔内潰瘍	2
亜急性皮膚 or	4
円盤状ループス	
急性皮膚ループス	6
関節炎	
2個以上の滑膜炎 or	6
2個以上の関節圧痛と	
30分以上の朝のこわばり	
神経	
せん妄	2
精神病	3
痙攣	5
漿膜炎	
胸水 or 心囊液貯留	5
急性心外膜炎	6
血液学的	
白血球減少症(4,000/μL>)	3
血小板減少症	4
(100,000/μL>)	
自己免疫性溶血	4
腎	
尿蛋白>0.5 g/24 h	4
腎生検でループス腎炎	8
Class Ⅱ or Ⅴ	
腎生検でループス腎炎	10
Class Ⅲ or Ⅳ	

免疫学的項目	点数
抗リン脂質抗体	
抗カルジオリピン IgG>40 GPL unit or 抗β_2GPI IgG >40 units or ループスアンチコアグラント陽性	2
補体蛋白	
低 C3 or 低 C4	3
低 C3 and 低 C4	4
特異抗体	
抗 dsDNA 抗体	6
抗 Sm 抗体	6

- エントリー基準：抗核抗体陽性80倍以上
- SLE以外の原因による臨床症状や検査値異常は除外
- 各項目の陽性化は過去1回以上で可，また各項目は同時に陽性化する必要はない
- 最低1項目以上の臨床項目陽性化が必要
- それぞれの中項目で最大の点数を示すものだけが加算される
- 10点以上でSLEと分類

［文献5を改変して引用］

る必要があります.

② 原発性抗リン脂質抗体症候群

- SLE の 50％程度で抗リン脂質抗体が陽性化し，およそ 30％に抗リン脂質抗体症候群が合併します．一方，SLE を合併しない原発性抗リン脂質抗体症候群（primary antiphospholipid syndrome：PAPS）は抗血栓療法が中心となる血栓性疾患で，免疫抑制薬の適応はありません.

- ところが，PAPS は低補体血症や血小板減少症を高頻度に認め，抗リン脂質抗体陽性であるため，SLICC 分類基準に当てはめると 3 項目を満たしていることになり，他に 1 項目あると計 4 項目で SLE と誤分類されます.

- とりわけ脳血管病変を認めることが多く，精神神経ループスの定義を広く捉えた SLICC 分類基準ではなお，誤診されやすい疾患の一つといえます.

③ 自己抗体陽性だけど診断に至らない症例

- 抗核抗体，抗 dsDNA 抗体などの自己抗体が陽性であっても，臓器病変が乏しいなどの理由から診断や治療に至らない症例があります.

- これら自己抗体が存在する例では，いずれも数年内に SLE が発症するリスクがオッズ比 10 倍以上との報告があり[6]，患者さんに説明するとともに数ヵ月おきの定期フォローアップを行うなどの必要があります.

④ パルボウイルス感染症

- SLE の鑑別疾患として挙げられることがある感染症です．成人での感染では，抗核抗体の陽性化，発熱，関節痛，紅斑が出現しやすく，血球減少症も高頻度に認めます.

- 10 代後半から 20 代のパルボウイルス IgG 陽性率はおよそ 50〜60％程度とされているので，幼児との同居や高頻度に接触

している場合には疑うべき疾患です.

● 小児の場合と異なり，成人では典型的な皮疹を伴わない例が多いため，非特異的な上記所見とともにパルボウイルス IgM 抗体を測定しますが，SLE では偽陽性が多いことと，妊婦以外では保険適用がない検査項目である点に留意しなくてはいけません．通常，特異的治療は不要で経過観察や対症療法によって数週間程度で回復します.

TAKE HOME MESSAGE

・SLE の分類基準は「診断基準」ではなく，それぞれの特性を理解しながら診断の一助とすべきツールです.

・SLICC 分類基準は ACR 分類基準 1997 に比べて感度が高い一方，特異度がやや低い特性を持つことを理解した上で実臨床に使うことができます.

・どの分類基準を使っても SLE においては十分な除外診断など誤診断を避ける必要があり，一度は専門医に紹介することが望まれます.

文　献

1) Hochberg MC, et al. Arthritis Rheum. 1997; **40**: 1725
2) Petri M, et al. Arthritis Rheum. 2012; **64**: 2677-2686
3) Petri M, et al. Lupus. 2004; **13**: 829-837
4) Oku K, et al. Mod Rheumatol. 2018; **28**: 642-648
5) Johnson S: European League Against Rheumatism and American College of Rheumatology present new SLE classification criteria at the 2017 ACR/ARHP annual meating. ACR/ARHP 2017 Annual Meeting; November 3-8, 2017; San Diego, CA
6) Eriksson C, et al. Arthritis Res Ther. 2011; **13**: R30

8 膠原病は遺伝する？

結論から先に

- 膠原病の多くは，疾患発症に遺伝因子が関与します．したがって，膠原病のかかりやすさは遺伝します．
- 膠原病の遺伝性について考えるためには，単一遺伝子疾患と多因子疾患の違いをきちんと理解する必要があります．

遺伝するとはどういうことか？：単一遺伝子疾患

- 単一遺伝子疾患は，一つの遺伝子の変異が原因で，高い浸透率で疾患を発症します．浸透率は変異を保有している個人における発病率のことですが，疾患によって異なります．例えば家族性の乳がんで有名な *BRCA1* 遺伝子の変異の場合は，変異を持つと 60 〜 80％の浸透率で発症することが知られているため，予防的乳房切除術の選択がなされることもあります．
- 単一遺伝子疾患の遺伝形式としては，いわゆるメンデル型遺伝学形式をとるため，メンデル遺伝病ともいいます．原因変異が常染色体上にあり，ヘテロ接合型で発症する場合は優性遺伝形式，ホモ接合型で発症する場合は劣性遺伝形式をとります．
- 膠原病・自己免疫疾患でも一部の疾患は単一遺伝子疾患として知られています．代表的な疾患としては遺伝性自己炎症性疾患があり，例えば家族性地中海熱は *MEFV* 遺伝子の変異を原因として，常染色体劣性遺伝形式をとります．
- 単一遺伝子疾患の原因となっている遺伝子変異は，アミノ酸置

換を介して遺伝子機能の著しい機能低下をもたらしたり，mRNA から正常な蛋白の翻訳を妨げたり，遺伝子機能を質的に変化させるものが多いといえます．

遺伝するとはどういうことか？：多因子疾患

- 関節リウマチなどの有病率の高い膠原病・自己免疫疾患の多くは，糖尿病などの common disease と同様に，疾患発症にあたっては数多くの遺伝・環境因子が複雑に関与することによって発症する多因子疾患です．

- 遺伝因子の一部は，親から子に伝達するため「遺伝する」といえますが，単一遺伝子疾患と異なりメンデル遺伝形式をとるわけではなく，遺伝因子の積み重ねによる「疾患へのかかりやすさ」が遺伝するといえます．このことをポリジーン遺伝といいます．

- 個々の遺伝因子を考える場合は，通常は浸透率という考え方はしません．例えば，関節リウマチの遺伝因子として *HLA-DRB1* 遺伝子が知られていますが，この遺伝子のリスクアレル（危険対立遺伝子）を保有していたとしても，リスクが 2 倍程度になるだけです．仮に，集団での発症率が年間 20 人/100,000 人（0.02％）であったとしても，このリスクアレルの保有で発症率はたかだか 0.04％になる程度です．したがって，多因子疾患の遺伝性については，単一遺伝子疾患とは異なった考え方をする必要があります．

- 多因子疾患の遺伝性については，家族内集積性を評価することによって明らかにされてきました．**遺伝性の指標としてよく用いられるのが同胞相対危険度（relative risk of sibling：λ_{sib}）**です．これは，罹患者の同胞（兄弟姉妹）の有病率と，同じ集

表1 多因子疾患における同胞相対危険度

疾　患	λ_{sib}	λ_{MZ}
関節リウマチ	2〜17	12〜60
全身性エリテマトーデス	20	250
強直性脊椎炎	54	500
1型糖尿病	15	80
2型糖尿病	4	10

［文献2より作成］

団内の一般人の有病率の比をとることによって評価します．特に，ゲノム配列がほぼ同じ一卵性双生児の場合の相対危険度をλ_{MZ}とします．

- これらλ_{MZ}, λ_{sib}の値が1を大きく超える場合は，何らかの遺伝・環境因子が関与していることが考えられます．ただし，$\lambda_{MZ} = \lambda_{sib}$の場合は，環境因子の役割が大きいと判断されます．一方で，$\lambda_{MZ} > \lambda_{sib}$であれば（$\lambda_{MZ}$が$\lambda_{sib}$の4倍以上であることが一つの目安とされます），多因子遺伝性疾患であると考えられます．**表1**から，膠原病は2型糖尿病などに比べて遺伝因子が大きく関与していることが分かります．

ゲノム解析で分かったこと

- <u>多くの膠原病における最大の遺伝因子は*HLA*遺伝子多型</u>です．疾患によってその寄与は異なりますが，例えばベーチェット病の*HLA-B51*アレルは，疾患のリスクがオッズ比で5〜10倍になることが知られています．

- 非*HLA*遺伝子については，ヒトゲノム全体を探索対象とするゲノムワイド関連解析（genome-wide association study：GWAS）が可能となったことにより，様々な疾患において，集

団での頻度の高い遺伝子多型（common variant）が疾患発症に関与していることが明らかになりました．関節リウマチでは100以上の遺伝子領域[1]，全身性エリテマトーデスでは50以上の遺伝子領域[2]が同定されています．しかし，これらの遺伝因子は，リスクアレルのオッズ比で1.1〜1.5程度と，寄与の小さいものがほとんどでした．

- これらの多因子疾患の原因多型の多くは，発現量に影響を与える制御性多型であることが分かっています．

- 最近では，次世代ゲノムシークエンサーによる全ゲノムシークエンスが可能となったことにより，**まれな変異（rare variant）**についても網羅的な探索が始まっています．全身性エリテマトーデスなどの多因子疾患とされるものでも，家系発症例の場合は，この rare variant が原因となっている例があることが分かってきました．その場合，ポリジーン遺伝というよりはメンデル遺伝形式により近い遺伝形式をとるため，家族歴の聴取はとても重要といえます．

患者さんにこう聞かれたら

- 患者さんに「私の病気は遺伝するのでしょうか？」と聞かれる場合は，たいていは未発症のお子さんか兄弟姉妹への心配があるからかと思います．そのときには，前述の λ_{sib} のような疫学研究から得られた**相対危険度のデータをもとに患者さんに説明すると分かりやすい**かもしれません．

- これらの数字には幅がありますが（**表1**），研究の質によって左右される部分もあります．残念ながら日本人向けの信頼性の高い包括的なエビデンスはありません．日本とおなじ皆保険制度を敷く台湾から，全国レベルの調査が最近報告されましたが，

表 2　関節リウマチにおける家族の相対危険度（台湾）

集　　団	性　　別	有病率（%）	相対危険度*
一般集団	女性	0.25	-
	男性	0.07	-
	全体	0.16	-
罹患者の子ども	女性	0.53	5.1
	男性	0.16	4.4
	全体	0.33	4.9
罹患者の兄弟姉妹	女性	1.37	10.5
	男性	0.73	15.5
	全体	1.01	11.9

*年齢・性別などで調整ずみの相対危険度　　　　　　［文献 3 より作成］

　例えば関節リウマチ患者の子どもの相対危険度は 4.9 です（**表2**）[3]．したがって，「私の子どもにリウマチが遺伝するのでしょうか？」と聞かれた場合は，「一般の人と比べたら，お子さんは約 5 倍のリスクがあると考えられます．関節リウマチの有病率を 0.2 % 程度とすると，それが 5 倍程度になるものと考えて下さい」と説明できます．

● 家族内に他の自己免疫疾患も含めて複数の発症者がいる場合は，rare variant が単一遺伝子疾患と同じような遺伝形式で疾患に関わっている可能性もあります．家族歴によっては単一遺伝子疾患の可能性を念頭に置いて説明を変える必要があるかもしれません．

環境因子からの予防は可能か

● 多因子疾患の発症には環境因子も重要ですので，疾患を予防する上では，環境因子をコントロールすることも考えなければなりません．

- 膠原病の多くは糖尿病・高血圧などの生活習慣病と違って, ウイルス感染などが環境因子として考えられているため, 膠原病の予防のために感染症を予防するというのは現実的ではないかもしれません.
- 唯一といってもいい例外は, 関節リウマチにおける喫煙です. 関節リウマチにおいて喫煙がリスクになることは疫学的にも確実と考えられます（☞6章参照）. また, 興味深いことに, いくつかの遺伝因子とは相乗的にリスクを上げることが知られています[4]. したがって, <u>関節リウマチの家族歴がある健常者には, 積極的に禁煙を勧めるべき</u>です.

TAKE HOME MESSAGE

- 膠原病は多因子疾患であり, そのかかりやすさは遺伝します.
- 遺伝性について患者さんに聞かれた場合は, 疫学研究から得られたエビデンス（相対危険度, 有病率）をもとに, 説明することができます.
- 家族内に複数発症者がいる場合は, メンデル遺伝形式をとる可能性もあります.
- 関節リウマチの家族歴がある場合は, 遺伝学的な見地からも禁煙を強く勧めるべきです.

文　献
1) Okada Y, et al. Nature. 2014; **506**: 376-381
2) Morris DL, et al. Nat Genet. 2016; **48**: 940-946
3) Kuo CF, et al. Rheumatology (Oxford). 2017; **56**: 928-933
4) Kurko J, et al. Clin Rev Allergy Immunol. 2013; **45**: 170-179

9 若年者と高齢者の膠原病

結論から先に

- 膠原病および類縁疾患はそれぞれに好発年齢があり，診断を絞り込む重要な補助情報となります．一部の疾患では発症年齢が疾患を定義するものとして位置づけられています．
- 膠原病および類縁疾患は概して均一な臨床像を呈する疾患ではなく，同一の疾患でも発症年齢によって特徴が異なる場合があり，これを認識することで診断や予後予測の一助となります．
- 年齢に伴う特有の問題に配慮し，適切な治療目標を設定することが重要です．

膠原病と発症年齢との関係は？

- 膠原病および類縁疾患になぜ発症年齢の偏りがあるのかは十分に解明されていません．多くの疾患は遺伝因子と環境因子が複雑に絡んで発症につながると推測されていますが，それらの多因子がどのように関与するかにもよるのかもしれません．
- 膠原病および類縁疾患は，全身性に多彩で個人差のある症状が現れるとともに，例えば関節炎のように複数の疾患に共通する所見もあり，診断するためには何をもって疾患が定義されているのかという"その疾患らしさ"を正確に把握する必要があります．"疾患らしさ"として発症年齢を考慮することも重要です．

診断において年齢は重要な情報である

- 血管炎症候群は，Chapel Hill Consensus Conference 2012 改訂版においては罹患血管のサイズによって各疾患が定義されていますが，年齢が疾患を定義する重要な要素となっているものもあります．例えば，
  - **・高安動脈炎（TAK）は"通常"50 歳未満で発症**
  - **・巨細胞性動脈炎（GCA）は"通常"50 歳以上で発症**
  - **・川崎病は"通常"乳幼児に発症**
  と記されています．
- 血管炎症候群の中で**好発年齢が大きく若年層に偏っている疾患に川崎病，IgA 血管炎**があります（図 1）．
- 高安動脈炎（Takayasu arteritis：TAK）と巨細胞性動脈炎（giant cell arteritis：GCA）はともに大血管炎を呈しますが，GCA は外頚動脈系の浅側頭動脈や内頚動脈からの眼動脈分枝などを侵す場合と，TAK 類似の大動脈およびその一分枝が病変の主座となる場合があり，後者の場合に発症年齢が 2 つの疾患を分類する重要な情報となりえます．
- GCA の米国リウマチ学会（ACR）分類基準（1990 年）では，発症年齢 50 歳以上であることが基準の一つとなっています．
- TAK は 20 歳前後の女性に初発のピークがあり，診断基準（厚労省難治性血管炎研究班・大型血管炎分科会，2017 年改訂版）や ACR 分類基準 1990 では通常，症状発現を 40 歳以下としています．ただし必須条件ではなく，中高年での初発例もまれではないため，中年発症の大動脈炎で浅側頭動脈病変がなくリウマチ性多発筋痛症合併もない場合，TAK と GCA の厳密な鑑別が難しいこともあります．

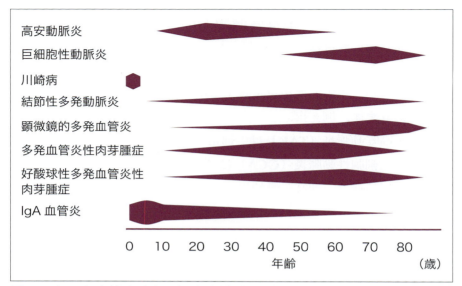

図1 主要な血管炎症候群の年齢分布の大まかな傾向

[文献1, 2を参考に作成]

- GCAに高頻度に合併する**リウマチ性多発筋痛症**にも同様の発症年齢基準があり，Birdらの基準（1979年）では65歳以上，欧州リウマチ学会（EULAR）/ACR暫定分類基準（2012年）では50歳以上を基準として提案されています．
- **16歳未満の小児期に発症したリウマチ性疾患は若年性特発性関節炎（juvenile idiopathic arthritis：JIA）**としてまとめられました．複数の異なる慢性関節炎病態を包括しているため，全身型，少関節炎型，リウマトイド因子（RF）陰性多関節炎型，RF陽性多関節炎型，乾癬性関節炎型，付着部炎関連関節炎型，分類不能型の7病型を厳密に分ける必要があります．

年齢による臨床像の違いを知る

- 関節リウマチ（RA），全身性エリテマトーデス（SLE），多発性筋炎/皮膚筋炎（PM/DM），全身性強皮症，シェーグレン症候群などの膠原病は疾患によって好発年齢の違いはあるものの，概して幅広い年齢で発症します．
- 同一疾患の中でも罹患臓器や障害の程度，予後の違いなどが多彩に表れる中で，こういった多彩さに年齢による一定の傾向がみられることがあります．例えば小児期と成人，高齢期の臨床像の違いとして特徴づけられることがあります．

1 全身性エリテマトーデス（SLE）

- 妊娠可能年齢の女性に好発しますが，小児や高齢者に発症することもあり，小児のリウマチ性疾患では JIA に次いで多くみられます．小児や高齢者では成人全体より男女差が小さくなります．
- 小児発症SLEでは成人発症よりもループス腎炎の頻度が高く，腎生検で活動性増殖性病変を認めることが多いです．疾患活動性コントロールが困難で強力な免疫抑制治療を行うことも多くなるため，疾患そのものや治療薬によるダメージ（様々な臓器障害）が蓄積しやすくなります．
- 近年，50歳以上の高齢発症 SLE を診る機会が増えています．関節炎や蝶形紅斑，腎炎は少なく，漿膜炎が多い傾向があります．

2 関節リウマチ（RA）

- 発症年齢のピークが50歳代で女性に多く，小関節の炎症が主体であることが特徴ですが，60歳以上の高齢発症 RA では異なる臨床像を呈することがあります．

- 60 歳未満と比較すると高齢発症 RA は男女比が小さく，RF や抗 CCP 抗体の陽性率が低くなり，発熱や体重減少などの全身症状を伴い急性に発症し，大関節炎（特に肩関節炎）の頻度が高くなります．

❸ 若年性特発性関節炎（JIA）

- JIA の多関節炎型は RF 陰性と陽性に病型分類されますが，成人の RA と比較すると，RF 陰性多関節炎型の割合が多く，抗核抗体陽性を伴います．
- RF 陽性多関節炎型は成人の血清反応（RF や抗 CCP 抗体）陽性 RA と似通っていて，JIA 全体で比較的高頻度にみられるぶどう膜炎の合併が少ないです．

❹ 炎症性筋疾患

- 古くは特徴的な皮膚所見を伴う DM と伴わない PM に分類されましたが，近年，多くの筋炎特異抗体が発見され，抗体ごとに皮膚病変や筋病理所見，肺病変や悪性腫瘍といった合併症などの特徴を持つ多様な疾患群と考えられます．
- 16 歳以下の若年発症では，成人発症よりも DM の率が高く PM は少ないです．
- 成人発症 DM では抗 ARS 抗体，抗 TIF1-γ 抗体，抗 MDA5 抗体の検出頻度が高いですが，若年性 DM では抗 ARS 抗体は少なく，抗 TIF1-γ 抗体，抗 NXP-2 抗体が多くみられます．抗 TIF1-γ 抗体や抗 NXP-2 抗体は，成人では高率に悪性腫瘍を合併することが知られている一方，小児ではあまり合併しません．

❺ ANCA 関連血管炎

- 小血管炎の代表的疾患です．多発血管炎性肉芽腫症（granulomatosis with polyangiitis：GPA），好酸球性多発血管炎性肉芽腫症の平均発症年齢が 60 歳代であるのに対し，顕微鏡的多発血管炎では 70 歳代と，より高齢発症の傾向があります（**図 1**）．

- GPA では PR3-ANCA 陽性，MPO-ANCA 陽性，これらの ANCA 陰性があり，ANCA の種類によって発症年齢や障害臓器，予後が異なると考えられます．日本では欧米より MPO-ANCA 陽性率が高く，PR3-ANCA 陽性 GPA と比較して，発症年齢が高く間質性肺病変が多いという日本からの報告[3]や，ANCA の種類による発症年齢の差はなく，MPO-ANCA 陽性 GPA の方が重篤な臓器障害が少なく再燃率が低いという海外からの報告[4]があります．

- まれながら，小児発症 GPA が起こりえます．欧米コホートでは，成人発症より声門下狭窄の頻度が高く，発症早期から進行性の多臓器病変を伴い，難聴や腎不全移行率が高いなどの違いがみられます．

⑥ 高安動脈炎（TAK）

- 成人発症では頭頚部動脈，上行大動脈，大動脈弓に病変が好発するのに対し，18 歳以下発症例では腹部大動脈とその分枝の病変が成人より高頻度です．

年齢から考えた治療の目標

- 膠原病および類縁疾患は慢性疾患であり，治療による寛解とその維持を目指すとともに，疾患や治療によるダメージを最小にし，臓器障害や機能障害を予防して高い QOL を保ちながらより良い社会生活を送り，寿命を確保することを目標とします．その上で，対象年齢によって配慮すべき問題が異なる点にも留意する必要があります．

- 年齢によって免疫抑制薬の選択や投与量，ステロイドの投与量を調整することがあります．

1 小児期の場合

● 成長と発達，心理面への配慮や，教育の機会の確保など，小児特有の問題を考慮して薬剤選択や診療を行う必要があるとともに，将来のダメージの蓄積を最小限に留めるような治療計画が必要です．

2 妊娠可能年齢の場合

● 妊娠可能年齢であれば近い将来の計画的妊娠を見越した治療計画を立て，妊娠や授乳中であればそれに応じた薬剤選択や疾患コントロールが必要となります．

● 治療とともに就労・家庭生活などの社会生活の維持をサポートすることも重要です．

3 高齢者の場合

● 高齢者は既存の合併疾患が多く，すでに臓器障害を伴っていることも多いため，治療の選択肢が限定されることが多くなります．

● 治療に伴う合併症の頻度も高くなり，治療のリスク・ベネフィットのバランスを考慮した治療計画が必要で，ときには治療目標設定を低くせざるをえないこともあります．

こんな患者さんがいました

症例 1

　30 歳男性，腰痛・殿部痛を特に朝に強く自覚し動きにくい．CRP高値，RF 陰性．

　　　　　⇒リウマチ性多発筋痛症でしょうか？

・リウマチ性多発筋痛症にしては若過ぎる年齢です．症状からまずは強直性脊椎炎などの脊椎関節症を疑ってみましょう．

症例 2

　30 歳女性，1 年前に右中大脳動脈領域の脳梗塞の既往があり，今回，左小脳梗塞を発症．

⇒動脈硬化性で良いでしょうか？

・代謝性疾患や生活習慣病などをリスク因子として発症する動脈硬化を呈するには若過ぎます．心弁膜疾患以外に抗リン脂質抗体症候群などの血栓性疾患や血管炎を想定して精査を行いましょう．

TAKE HOME MESSAGE

・膠原病診療において，発症年齢は重要な考慮すべき要素です．
・膠原病および類縁疾患の診療は幅広い年齢層を対象としますが，小児や高齢者特有の問題や病態の違いが想定されるため，有効な治療法を示した臨床試験が成人対象であった場合，それを小児や高齢者にそのまま転用するのは適切かどうかは検討すべき問題です．

文　献
1）日本循環器学会，厚生労働省難治性疾患政策研究事業　難治性血管炎に関する調査研究班ほか：血管炎症候群の診療ガイドライン（2017 年改訂版），2017
2）Firestein GS, et al（eds）: Kelley's Textbook of Rheumatology, 8th ed, Saunders, 2008
3）Tsuchida Y, et al. Mod Rheumatol. 2015; **25**: 219-223
4）Schirmer JH, et al. Arthritis Rheumatol. 2016; **68**: 2953-2963

10 血管炎の新しい命名法と治療とは？

結論から先に

- 血管炎の命名法や定義が，2012年から国際的に大きく変わりました［Chapel Hill Consensus Conference 分類（CHCC）2012］．大まかには罹患血管サイズにより分類されていますが，小型血管炎は抗好中球細胞質抗体（anti-neutrophil cytoplasmic antibody：ANCA）や免疫複合体の関与の有無によって細分類され，また病因が推定されている血管炎や単一臓器の血管炎は別のカテゴリーに分類されているなど，病態によっても分類されています．

- ANCA関連血管炎や高安動脈炎，巨細胞性動脈炎については，この数年に質の高いエビデンスが集積され，わが国でもガイドラインが改訂されるとともに，ステロイドの使用を極力限定するような治療法が開発・実践されています．免疫抑制薬（シクロホスファミドなど）または生物学的製剤（リツキシマブ，メポリズマブやトシリズマブ）との併用が基本となっています．

なぜ血管炎の分類が改訂されたのか？

- 血管炎とは，様々な血管に炎症が起こり，血管の流れが障害されて起こる疾患の総称です．1994年に公表されたCHCC1994[1]は，血管炎の名称について共通理解に達し，個々について特異的な定義を形成することを目的としたものでした．

- それから20年近くが経ち，血管炎についての知識や理解はさ

らに進歩しました．そのため，血管炎のカテゴリーを追加した
り，今日のトレンドや，症状・病態の理解の進歩に名称や定義
を適応させることによって，この命名法の信頼性と価値を高め
るために，再度会議が招集されることになりました．

- CHCC1994 で分類されていたのは 10 疾患の原発性血管炎だけ
  であり，それ以外の原発性血管炎や続発性血管炎の位置づけが
  なされていませんでした．また，10 疾患のうち 5 疾患は eponym
  （人名にちなんで二次的に命名された言葉；Wegener 肉芽腫症
  や Churg-Strauss 症候群など）であったため，病因や病態にち
  なむ名称への変更が好ましいという意見も出てきました．

- このような背景から，North Carolina 大学 Chapel Hill 校で再
  度開催された会議の結果，新しい分類と定義が「CHCC2012」
  として 2013 年 1 月に公表されるに至りました（**表 1**）[2]．

改訂のポイントは？

- **CHCC2012 では，大型血管炎，中型血管炎，小型血管炎に加
  えて，新たに 4 つのカテゴリーが加わりました．**含まれる血管
  炎は 26 疾患以上になり，続発性血管炎も含まれる分類となり
  ました．大まかには罹患血管サイズにより分類されていますが，
  病因が推定されている血管炎や単一臓器の血管炎は別のカテゴ
  リーに分類されているなど，病態によっても分類されているこ
  とを理解することが重要です．また，小型血管炎は ANCA 関
  連血管炎と，免疫複合体性小型血管炎に細分類されています．

- 前述のように eponym を極力避けるという目的と，できるだ
  け病因や病態に基づく名称に変更するという目的に沿って，い
  くつかの病名が変更されました．わが国の 2015 年 1 月からの
  新たな難病医療費助成制度においても，CHCC2012 に合わせ

表1 Chapel Hill Consensus Conference 分類 2012（CHCC2012）

CHCC 分類 2012　原文	日本語訳
Large vessel vasculitis (LVV)	大型血管炎
Takayasu arteritis (TAK)	高安動脈炎
Giant cell arteritis (GCA)	巨細胞性動脈炎
Medium vessel vasculitis (MVV)	中型血管炎
Polyarteritis nodosa (PAN)	結節性多発動脈炎
Kawasaki disease (KD)	川崎病
Small vessel vasculitis (SVV)	小型血管炎
Antineutrophil cytoplasmic antibody (ANCA)-associated vasculitis (AAV)	抗好中球細胞質抗体（ANCA）関連血管炎
Microscopic polyangiitis (MPA)	顕微鏡的多発血管炎
Granulomatosis with polyangiitis (Wegener's) (GPA)	多発血管炎性肉芽腫症（Wegener 肉芽腫症）
Eosinophilic granulomatosis with polyangiitis (Churg-Strauss) (EGPA)	好酸球性多発血管炎性肉芽腫症（Churg-Strauss 症候群）
Immune complex SVV	免疫複合体性小型血管炎
Anti-glomerular basement membrane (anti-GBM) disease	抗糸球体基底膜抗体病（抗 GBM 病）
Cryoglobulinemic vasculitis (CV)	クリオグロブリン血症性血管炎
IgA vasculitis (Henoch-Schönlein) (IgAV)	IgA 血管炎（Henoch-Schönlein 紫斑病）
Hypocomplementemic urticarial vasculitis, HUV (anti-C1q vasculitis)	低補体血症性蕁麻疹様血管炎(抗C1q血症炎)
Variable vessel vasculitis (VVV)	多様な血管を侵す血管炎
Behçet's disease (BD)	Behçet 病
Cogan's syndrome (CS)	Cogan 症候群
Single-organ vasculitis (SOV)	単一臓器血管炎
Cutaneous leukocytoclastic angiitis	皮膚白血球破砕性血管炎
Cutaneous arteritis	皮膚動脈炎
Primary central nervous system vasculitis	原発性中枢神経系血管炎
Isolated aortitis	限局性大動脈炎
Others	
Vasculitis associated with systemic disease	全身性疾患関連血管炎
Lupus vasculitis	ループス血管炎
Rheumatoid vasculitis	リウマトイド血管炎
Sarcoid vasculitis	サルコイド血管炎
Others	
Vasculitis associated with probable etiology	推定病因を有する血管炎
Hepatitis C virus-associated cryoglobulinemic vasculitis	C 型肝炎ウイルス関連クリオグロブリン血症性血管炎
Hepatitis B virus-associated vasculitis	B 型肝炎ウイルス関連血管炎
Syphilis-associated aortitis	梅毒関連大動脈炎
Drug-associated immune complex vasculitis	薬剤関連免疫複合体性血管炎
Drug-associated ANCA-associated vasculitis	薬剤関連 ANCA 関連血管炎
Cancer-associated vasculitis	がん関連血管炎
Others	

［文献 2 をもとにした「厚生労働科学研究費補助金・難治性疾患等政策研究事業　難治性血管炎に関する調査研究」班による日本語訳　<https://www.vas-mhlw.org/pdf/results/chcc2012.pdf>（2019 年 3 月閲覧）より転載］

た病名に変更されました.

- なお，CHCC2012 は既存疾患の用語体系，つまり疾患名称とその定義の確立を目指すものであり，研究や臨床で用いる「分類基準」や「診断基準」とは異なることを理解しておく必要があります．**各血管炎の分類基準としては，確立されて国際的に用いられているのは，いまだ 1990 年の米国リウマチ学会分類基準**です．各血管炎症候群の国際分類基準の改訂作業が米国リウマチ学会と欧州リウマチ学会の後援を受けて現在進行中であり，近い将来に決定版が公表されると期待されます.

- また，CHCC2012 では CHCC1994 で提唱された血管サイズの定義が分かりやすく記載されています.

- **大型血管：大動脈とその主要分岐，それに対応する静脈（大動脈，頚動脈，上腕動脈，大腿動脈など）**
- **中型血管：主要臓器動脈とその主分枝（冠動脈，腎動脈，葉間動脈など臓器に向かう血管）**
- **小型血管：臓器内動脈，細動脈，毛細血管，細静脈［臓器内血管（腎臓では弓状動脈以下の径の血管）］**

ANCA 関連血管炎の最新の標準的治療

- 2017 年 2 月に，厚生労働科学研究費補助金・難治性疾患等政策研究事業 難治性血管炎に関する調査研究班が主体となって作成した『ANCA 関連血管炎診療ガイドライン 2017』が発刊されました．日本医療機能評価機構 Minds のホームページにも PDF 版が掲載されています[6].

- もっとも，このガイドラインは，背景となったエビデンスも含めて膨大なボリュームになっていますので，簡便には，『ANCA

関連血管炎 診療ガイドライン 2017 クイックリファレンス』を
ご参照下さい[7].

●本邦における ANCA 関連血管炎の最新の標準的治療について
は，これらを参照すれば良いのですが，そのエッセンスを「スッ
キリ」まとめると，以下のようになります（記載が異なります
ので，正確には原文[6, 7]をご参照下さい）.

○ANCA 関連血管炎の寛解導入治療では
①ステロイド単独よりも，ステロイド＋静注シクロホスファ
ミドパルス併用療法を推奨する
②（ANCA 関連血管炎の治療に対して十分な知識・経験を
もつ医師のもとでは）症例によっては，シクロホスファ
ミドの代替としてリツキシマブを用いても良い
③シクロホスファミド，リツキシマブともに使用できない
場合は，ステロイド＋メトトレキサートまたはミコフェ
ノール酸モフェチルを推奨する（ただし保険適用外）
④重症な腎障害（血清クレアチニン値 5.66 mg/dL 以上）
を伴う症例では血漿交換の併用を推奨する（2018 年 4
月から保険適用となりました）
○ANCA 関連血管炎の寛解維持治療では
①ステロイド＋アザチオプリン併用を推奨する
②その他の薬剤として，リツキシマブ，メトトレキサート，
ミコフェノール酸モフェチルが併用薬の選択肢となりう
る（ただしメトトレキサートとミコフェノール酸モフェ
チルは保険適用外）

●ただし，寛解導入治療においても，高齢者などで副作用リスク
が高いと考えられる場合や，限局型で重症臓器病変がない場合
などは，ステロイド単独で治療されることもあることが，ガイ

ドラインにも記載されています.

- また,『ANCA 関連血管炎診療ガイドライン 2017』といっても,もとになったエビデンスのほとんどすべてが顕微鏡的多発血管炎と多発血管炎性肉芽腫症を対象とした知見であるため,上記推奨の対象疾患はその両者のみです.

- 好酸球性多発血管炎性肉芽腫症については,『治療ガイド』が調査研究班によって作成中です.実臨床においては,寛解導入治療としてステロイド＋シクロホスファミドが用いられることが多かったのですが,2018 年 5 月にメポリズマブという薬が新たに承認されました.既存の治療で効果不十分な好酸球性多発血管炎性肉芽腫症を対象としています.

- メポリズマブは IL-5 の阻害を介して好酸球の活性化を抑制する生物学的製剤で,国際治験（MIRRA 試験）において極めて優れた結果が示されました（寛解患者の割合の向上,経口ステロイドの減量効果,年間再燃率の低減)[3].

高安動脈炎,巨細胞性動脈炎の最新の治療

- 2017 年 2 月に,日本循環器学会と厚生労働科学研究費補助金・難治性疾患等政策研究事業 難治性血管炎に関する調査研究班が主体となって,『血管炎症候群の診療ガイドライン（2017 年改訂版)』を発刊しました.大型血管炎を中心に血管炎全般について記載されたものです.

- 2017 年 8 月に,高安動脈炎,巨細胞性動脈炎の治療薬として,トシリズマブ皮下注 162 mg が保険適用の対象となりました.トシリズマブは IL-6 という炎症性サイトカインを阻害する生物学的製剤で,国内外の治験（TAKT 試験[4],GiACTA 試験[5]）において有効性が示されました.

● また 2018 年 4 月から，FDG-PET 検査が「大型血管炎の診断における炎症部位の可視化」についても保険適用とされました．

TAKE HOME MESSAGE

- 血管炎の命名法や定義が，2012 年から国際的に大きく変わり，本邦の指定難病の病名もそれに合わせて変更されました．
- ANCA 関連血管炎の治療は，ステロイドと免疫抑制薬（シクロホスファミドなど）または生物学的製剤（リツキシマブやメポリズマブ）との併用が基本です．
- 高安動脈炎，巨細胞性動脈炎の治療薬として，トシリズマブが保険適用の対象となりました．

文　献

1) Jennette JC, et al. Arthritis Rheum. 1994; **37**: 187-192
2) Jennette JC, et al. Arthritis Rheum. 2013; **65**: 1-11
3) Wechsler ME, et al. N Engl J Med. 2017; **376**: 1921-1932
4) Nakaoka Y, et al. Ann Rheum Dis. 2018; **77**: 348-354
5) Stone JH, et al. N Engl J Med. 2017; **377**: 317-328
6) 日本医療機能評価機構 Minds ホームページ：ANCA 関連血管炎診療ガイドライン 2017 <http://minds4.jcqhc.or.jp/minds/ANCA-associated-vasculitis/ANCA-associated-vasculitis.pdf>（2019 年 3 月閲覧）
7) 厚生労働科学研究費補助金・難治性疾患等政策研究事業 難治性血管炎に関する調査研究 ホームページ：ANCA 関連血管炎 診療ガイドライン 2017 クイックリファレンス <https://www.vas-mhlw.org/html/quick-reference/index.html>（2019 年 3 月閲覧）

11 自己炎症性疾患って何？

結論から先に

- 自己抗体や抗原特異的免疫応答を認めない，発作性の炎症を繰り返す疾患群です．
- 通常，小児期発症の自然免疫系の遺伝子変異によって起きる疾患を指しますが，ベーチェット病や成人スチル病などの炎症性疾患，痛風や心血管病などの生活習慣病も広義の自己炎症性疾です．意外と遭遇する機会の多い病気です．

自己炎症性疾患とは？

- 1999 年に米国国立衛生研究所の Daniel Kastner 博士が提唱した疾患概念で，「**自己抗体高値や抗原特異的 T 細胞を認めない，明らかな誘因のない炎症を繰り返す疾患群**」と定義されました．
- わが国では非常にまれな病気だと思われていましたが，意外と患者さんが多いことが分かってきています．
- 狭義の自己炎症性疾患は，自然免疫に関わる遺伝子に変異が生じて起きる病気で，小児期に発症することが多いです．狭義の自己炎症性疾患で代表的なものは家族性地中海熱（familial mediterranean fever：FMF），クリオピリン関連周期性発熱（cryopyrin-associated periodic syndrome：CAPS）ですが，最近次々に新しい原因遺伝子がみつかり，SAVI，HA20，PLAID，CANDLE，DADA2 など新しい病名が提唱されています．Autoinflammatory Alliance のホームページに自己炎症

71

性疾患の一覧が掲載されていますので[1]参考にして下さい.
- 広義の自己炎症性疾患にはベーチェット病,成人スチル病,痛風などの成人の疾患が含まれています.

なぜ考え方が変わったのか？

- 自己炎症性疾患の概念が提唱される前は,自然免疫系の遺伝子変異によって炎症性疾患が起きるとはあまり考えられていませんでした.
- Kastnerらは,FMFの原因遺伝子 *MEFV* を同定しました.そこから,*MEFV* のPyrin domainという構造が他の遺伝子にも共通して存在していることが分かり,NLRP3などの分子が発見され,自然免疫に関わる遺伝子変異によって病気が起きることが分かり,免疫学のブレイクスルーになりました（**図1**）.

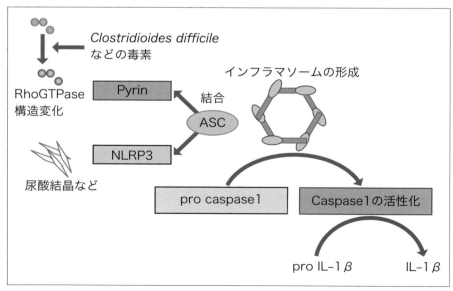

図1 インフラマソーム経路

- 基礎研究の結果，自己炎症性疾患の多くでインフラマソームの機能が亢進していることが分かってきました．例えば CAPS の原因遺伝子 *NLRP3* という遺伝子ですが，マクロファージに多く発現して細菌などの成分を認識して炎症を起こします．この遺伝子が持続的に活性化しやすい変異が生じると，インフラマソームという手裏剣のような巨大な構造物が形成されやすくなり，これによって IL-1β という炎症性サイトカインが作られ，発熱などを引き起こします（**図 1**）．
- 尿酸結晶もこの NLRP3 によって認識されて，やはり IL-1β を介した激しい炎症を起こします．
- これらの疾患に使用されるコルヒチンは，このインフラマソームが作られる過程を阻害するので効果があると考えられています．

具体的にどうするか

○若くて発熱を繰り返す患者さんを診た場合，必ず念頭に置くべき病気です．

- 同じ病気でも遺伝子変異のある場所によって症状が異なります．また，同じ家系の中でも症状が異なります．広い視野で捉えることが重要です．
- 最も頻度の高い広義の自己炎症性疾患は**痛風や偽痛風**です．
  ・不明熱や慢性関節炎の原因となります．
  ・析出した尿酸結晶が NLRP3 という分子に認識されて，インフラマソームを介して IL-1β が放出され，発作性の関節炎が起きます．
  ・カテーテル検査や外傷後に発作を起こすことがあります．

- ・透析中の患者さんでもよく認めます.
- ・関節エコーが診断に有用です.
- ・発作前にコルヒチンを内服することが有効とされていますが, 発作時でもコルヒチンが著効することが多いです.
- ● 遭遇する可能性の高い狭義の自己炎症性疾患は **FMF** です.
  - ・患者さんはだいたい 20 歳頃より, 1 〜 3 日の 38℃以上の発熱, 胸痛, 腹痛を 1 〜 2 ヵ月ごとに繰り返しています. CRP も発作時は高値です.
  - ・コルヒチンが著効すればこの病気の可能性が高いです.
  - ・病気の名前に惑わされないで下さい. 地中海出身でなくても, 家族歴がなくても起こりうるものです.
  - ・臨床診断であり, 遺伝子検査は必須ではありませんが, *MEFV* という遺伝子の exon10 に M694I という変異があるとこの病気である可能性が高いです.
  - ・*MEFV* は多型が多く (*E148Q* という多型は日本人の約 30 ％が保有しています), 変異/多型があると必ず FMF というわけではないので, 注意が必要です.
  - ・日本では高齢発症, 熱の持続期間が 3 日以上, *MEFV* exon10 変異陰性などの非典型例が多いです.
  - ・自己炎症性疾患遺伝子検査が保険適用となりました.

生活習慣病も自己炎症性疾患！

- ● 高尿酸血症が動脈硬化のリスクであることは古くから知られていますが, インフラマソームを介した IL-1βの産生は動脈硬化や糖尿病の発症に重要であることが, 強いエビデンスをもって分かってきました. 例えば, IL-1 阻害薬 Anakinra (本邦未承認) が 2 型糖尿病に有効であること[2], 抗 IL-1β抗体カナキヌマブ

が血清脂質レベルと関係なく心血管イベントを抑制すること[3]などです.

● 実際に,筆者も炎症が激しいと糖尿病も悪くなる患者さんをときどき経験します.このように生活習慣病とIL-1βによる炎症が密接に関わっていることが分かってきましたので,自己炎症性疾患の概念も広がっていくと思います.

こんな患者さんがいました

症例1

20歳頃から胸痛,腹痛,発熱を繰り返していた60歳代の女性.あまり病院にはかかっておらず,気にもしていなかったとのことでした.発熱は1〜2日で治まります.典型的な病歴,発作時CRP 10 mg/dLと高値,*MEFV* M694I変異を認め,FMFの診断となり,コルヒチン開始後,速やかに症状は消失しました.

症例2

30歳代の女性.腰痛,周期性発熱,腹痛を主訴に紹介受診されました.生理時に発熱・腹痛がひどいとのことでした.病歴からFMFを疑い,*MEFV* M694I変異を認め診断されました.MRI上で仙腸関節炎も認めていました.コルヒチンが下痢・腹痛で増量できず,FMFも症状も強いため,特定疾患申請の後に,カナキヌマブを導入しました.

症例3

腹膜炎を繰り返す40代男性が胆嚢炎と診断され,胆嚢摘出術を施行されましたが,手術後も高熱・腹痛が続いていました.この方は健康診断でCRP高値をずっと指摘されていましたが,病院には受診していませんでした.発熱は発作時1週間以上続き,*MEFV* exon10の変異は認めず典型的ではありませんでしたが,コルヒチン開始後,速やかに発熱・腹痛やCRP高値は消失しました.

●このように，初診時高齢であったり，熱型が非典型的な FMF 症例も多くあります．最初にリウマチ内科に受診しないことも多いです．

TAKE HOME MESSAGE

・意外に多い疾患です．若年で発熱を繰り返す患者さんを診たら，痛風や偽痛風，家族性地中海熱など自己炎症性疾患を疑うようにしましょう．
・自己炎症性疾患を疑う症例では躊躇なくコルヒチンを試してみるのが重要です．

文　献
1）Autoinflammatory Alliance ホームページ：Comparison Chart of Systemic Autoinflammatory Diseases（SAID）<http://www.nomidalliance.org/downloads/comparative_chart_front.pdf>（2019 年 3 月閲覧）
2）Larsen CM, et al. N Engl J Med. 2007; **356**: 1517-1526
3）Ridker PM, et al. N Engl J Med. 2017; **377**: 1119-1131

12 それはシェーグレン症候群

結論から先に

- シェーグレン症候群（Sjögren's syndrome：SS）は CD4 陽性 T 細胞の浸潤を中心とした唾液腺炎・涙腺炎を主体とし，抗核抗体（ANA），リウマトイド因子（RF），抗 SS-A 抗体，抗 SS-B 抗体などの様々な自己抗体の出現がみられる自己免疫疾患です．

- SS は他の膠原病の合併がみられない一次性 SS と，関節リウマチ（RA）や全身性エリテマトーデス（SLE）などの膠原病を合併する二次性 SS とに大別されます．

- 一次性 SS は，病変が唾液腺炎・涙腺炎などの腺性症状だけの腺型と，病変が全身諸臓器に及ぶ腺外型とに分類されます．

- 腺病変に起因するドライマウス，ドライアイだけではなく，全身症状（発熱，倦怠感など），血液検査異常［血球減少，ガンマグロブリン高値，血清膠質反応（ZTT）高値，RF 陽性など］，腺外病変（関節痛，関節炎，間質性肺炎，間質性腎炎，尿細管性アシドーシス，神経障害，リンパ節腫脹，皮疹など）が診断の契機になる症例も多いです．

具体的にどうするか

1 診断の考え方

- 診断基準として，わが国では厚生省改訂診断基準（1999 年）（**表 1**）[1] が汎用されており，SS を疑った場合には，生検病理組織

表1　シェーグレン症候群の厚生省改訂診断基準（1999年）

1. 生検病理組織検査で次のいずれかの陽性所見を認めること
    A. 口唇腺組織4mm² 当たり1 focus（導管周囲に50個以上のリンパ球浸潤）以上
    B. 涙腺組織4mm² 当たり1 focus（導管周囲に50個以上のリンパ球浸潤）以上
2. 口腔検査で次のいずれかの陽性所見を認めること
    A. 唾液腺造影でStage 1（直径1mm未満の小点状陰影）以上の異常所見
    B. 唾液分泌量低下（ガム試験にて10分間で10mL以下またはサクソンテストにて2分間で2g以下）があり，かつ唾液腺シンチグラフィにて機能低下の所見
3. 眼科検査で次のいずれかの陽性所見を認めること
    A. シルマー試験で5分間に5mm以下で，かつローズベンガル試験でvan Bijsterveld score 3以上
    B. シルマー試験で5分間に5mm以下で，かつ蛍光色素（フルオレセイン）試験で陽性
4. 血清検査で次のいずれかの陽性所見を認めること
    A. 抗SS-A抗体陽性　　　B. 抗SS-B抗体陽性

診断基準：上記4項目のうち，いずれか2項目以上を満たす

［文献1を改変して引用］

検査（口唇唾液腺生検），口腔検査（唾液腺造影，唾液分泌量，唾液腺シンチグラフィ），眼科検査（シルマー試験，眼染色検査），血清検査（抗SS-A抗体，抗SS-B抗体）を考慮します．

● SSの診断時には，関節病変，間質性肺炎，間質性腎炎，尿細管性アシドーシス，神経障害，筋炎，リンパ節腫脹，皮疹，血球減少などの腺外病変の有無を評価します．

● **他の膠原病を合併する二次性SSでは，RA，次いでSLEの合併が多い**と報告され[2]，SSの診断時にはこれらの膠原病の合併の有無を検討します(RA, SLEの詳細は他項をご参照下さい)．

● SSで悪性リンパ腫の発生が多いことが明らかにされており，**悪性リンパ腫のリスク因子［唾液腺腫脹，紫斑，低補体（C3，C4)］を有する症例では特に注意が必要**です．

② 治療の方針は？

● 活動性の高い重要臓器障害に対しては，中等量以上のステロイド，免疫抑制薬（シクロホスファミドなど）に加えて，種々の病態特異的治療（ピロリ菌陽性の血小板減少に対するピロリ菌除菌，神経障害に対する免疫グロブリン大量静注療法・血漿交換など）も考慮されます．

● その他の腺外病変のうち，関節痛・関節炎に対しては非ステロイド性抗炎症薬（non-steroidal anti-inflammatory drugs：NSAIDs）を用い，NSAIDs が効果不十分あるいは関節炎が高度の場合には少量のステロイドを検討します．皮疹に対してはステロイド外用を行い，重度の場合には経口ステロイドが考慮されます．

● 腺病変に対しては，眼局所療法（レバミピド点眼液，ジクアホソルナトリウム点眼液，ヒアルロン酸ナトリウム点眼液，涙点プラグ），口腔局所療法（人工唾液，含嗽薬），対症療法としての内服療法（セビメリン，ピロカルピン）が主体となります．

③ 専門医へのコンサルトを考慮する場合とは？

① SS 初発時の診断確定と，臓器障害，合併する他の膠原病の評価を行う場合
② 活動性の高い重要臓器障害を伴う場合
③ 治療を必要とする他の膠原病を合併した二次性 SS の場合
④ 挙児希望の場合（抗 SS-A 抗体陽性妊婦における，胎児心ブロック，新生児ループスの管理）
⑤ 重症の腺病変を認める場合
⑥ 悪性リンパ腫の合併が疑われる場合

口腔内の痛みへの対応はどうする？

- 口腔内の疼痛が強い症例では，口腔内の観察を十分に行います．
- ドライマウスの患者さんでは口腔カンジダ症の頻度が高いとされていますが，白苔は伴わず発赤のみのこともあります．疑わしい場合には培養検査を行います．
- 口腔内の疼痛が強く，口腔カンジダ症の合併を認める症例では，内服療法（セビメリン，ピロカルピン）による唾液分泌量の増加に加えて，抗真菌薬の投与により疼痛や発赤の改善が得られる場合があります．
- ドライマウスでは，口腔カンジダ症以外にも，う歯や様々な口腔内病変の頻度が高く，定期的な歯科受診を勧めましょう．

ドライアイの治療の進歩は？

- 現在わが国では，従来から使用されていたヒアルロン酸ナトリウム点眼液に加えて，以下の点眼液が使用可能です．

> ○ ジクアホソルナトリウム点眼液：結膜上皮および杯細胞膜上の P2Y2 受容体を刺激して水分とムチンの分泌を促進する
> ○ レバミピド点眼液：結膜や角膜のムチン産生の促進，角結膜上皮障害改善作用をもつ

- ジクアホソルナトリウム点眼液，レバミピド点眼液ともに，臨床研究においてヒアルロン酸ナトリウム点眼液と比較して高い有効性が報告され，ドライアイに対する点眼治療は大きく進歩しました．
- わが国のドライアイ研究会は眼表面の層別治療（tear film oriented therapy：TFOT）というドライアイ治療の新しい考え

方を提唱しています．TFOT では，局所治療の選択により眼表面を層別に治療して，涙液層の安定性を高め，より効果的にドライアイを治療することを目標としています．

- TFOT の考え方に基づき，症例ごとに障害されている涙液層を考慮して点眼薬を選択することが重要です．
- 眼表面の評価，適切な点眼薬の選択のため，定期的な眼科受診を勧めましょう．

診療ガイドラインの要点とは？

- わが国では，2015 年 1 月 1 日より SS は新たに指定難病となり，診断基準と重症度基準を満たした場合には医療費助成の対象となります．診断基準としては前述の厚生省改訂診断基準（1999 年）（**表 1**）[1]，重症度基準としては欧州リウマチ学会（EULAR）の Sjögren's Syndrome Disease Activity Index（ESSDAI）[3] が採用され，5 点以上が医療費助成の対象となっています．
- 2017 年にはエビデンスに基づいて『シェーグレン症候群診療ガイドライン 2017 年版』が厚生労働省の自己免疫疾患に関する調査研究班（研究代表者：住田孝之）で作成され，2017 年 4 月に出版されました [4,5]．
- 『シェーグレン症候群診療ガイドライン 2017 年版』[4,5] では，システマティックレビューの結果に基づき，従来，眼局所療法，口腔局所療法，対症療法としての内服療法が主体であった**腺病変に対するステロイド・免疫抑制薬・生物学的製剤の有用性に関して推奨が示されました**．以下に関連の Clinical Question（CQ）をガイドラインから紹介します．

○ CQ28. ステロイドは腺病変の改善に有用か？
- ステロイドの全身投与では明らかな唾液分泌量・涙液分泌量の改善効果は認められないと提案する（弱い推奨）

○ CQ30. 免疫抑制薬は腺病変の改善に有用か？
- ミゾリビンは唾液分泌量・乾燥症状を，メトトレキサートは乾燥自覚症状を改善させる可能性があると提案する（弱い推奨）［保険適用外］*

○ CQ32. 生物学的製剤は腺病変の改善に有用か？
① リツキシマブ，アバタセプトは腺病変の改善に有用な可能性があると提案する（弱い推奨）［保険適用外］*
② ベリムマブ，インフリキシマブ，エタネルセプトは腺病変の改善に有用でないと提案する（弱い推奨）［保険適用外］*
*2019年現在

TAKE HOME MESSAGE

- ドライマウス，ドライアイだけではなく，全身症状，血液検査異常，腺外病変からもシェーグレン症候群の可能性を疑う必要があります．
- 活動性の高い重要臓器障害に対しては中等量以上のステロイド・免疫抑制薬が，腺病変に対しては局所療法・唾液分泌刺激薬の内服が主体ですが，近年，生物学的製剤の腺病変・腺外病変に対する有効性が報告され，今後の展開が期待されています．

文　献

1）Fujibayashi T, et al. Mod Rheumatol. 2004; **14**: 425-434
2）Tsuboi H, et al. Mod Rheumatol. 2014; **24**: 464-470
3）Seror R, et al. RMD Open. 2015; **1**: e000022
4）厚生労働科学研究費補助金・難治性疾患等政策研究事業　自己免疫疾患に関する調査研究班：シェーグレン症候群診療ガイドライン 2017 年版，診断と治療社，2017
5）Sumida T, et al. Mod Rheumatol. 2018; **28**: 383-408

13 多発性筋炎/皮膚筋炎（PM/DM）に認められる自己抗体は？

結論から先に

- 筋炎に特異的な自己抗体 myositis-specific autoantibody（MSA）は，筋炎患者の約 8 割の症例で認められます．1 症例の患者さんで複数の MSA が存在することは原則ありません．
- 主要な MSA は 8 種類ほど存在します．**最も頻度が高いものは抗アミノアシル tRNA 合成酵素（ARS）抗体**です．
- 皮膚筋炎（dermatomyositis：DM）の症例では，抗 ARS 抗体以外に，抗メラノーマ分化関連遺伝子 5（MDA5）抗体，抗転写中間因子（TIF）1-γ 抗体，抗 Mi-2 抗体が陽性となります．
- 皮疹を伴わない症例では，抗 ARS 抗体以外に，抗シグナル認識粒子（SRP）抗体や抗 hydroxymethylglutaryl-CoA 還元酵素（HMGCR）抗体が陽性となります．

どのような症状があったら PM/DM を疑うか？

- 以下のような症状が，数週以上にわたり持続した場合に疑います．

①重い物を持ち上げたり，階段や坂道を登るなど，四肢の力を入れる動作に支障が生じる
②物が飲み込みにくい，むせやすくなる
③手足の筋肉や関節が痛い
④まぶたや手指に赤みを帯びた皮疹が出現

⑤原因不明の発熱

⑥空咳が出る，動くと息が切れる

●皮膚や筋肉の症状以外に，間質性肺炎を約半数の症例で併発するため，上記⑥のような呼吸器症状を主症状として，医療機関を受診することもあります．

PM/DM を疑う身体所見とは

●上に挙げた症状を認める患者さんが来院した際に，以下の身体所見がみられれば，PM/DM が強く疑われます．

①徒手筋力検査で四肢の筋力低下を認める
 ・座位で上肢をバンザイするのが困難
 ・臥位で頭や下肢を上げるのが困難
②腕や大腿部の筋の把握痛がある
③手指や手の関節が腫脹している
④DM に関連した皮疹を認める
 ・上眼瞼に浮腫を伴う紅斑（ヘリオトロープ疹）
 ・手指の関節伸展部に落屑を伴う隆起性紅斑（Gottron 丘疹）
 ・手指，肘，膝の関節伸展部の紅斑（Gottron 徴候）
 ・前胸部の紅斑（V ネック徴候）
 ・後頸部から肩にかけての紅斑（ショール徴候）
 ・指先や手指の橈側に亀裂や鱗屑（機械工の手）
 ・爪周囲の紅斑
⑤背部で捻髪音を聴取する

PM/DM の分類や診断はどのように考える？

1 分類について

- まずは，DM の皮疹の有無で分類します．ヘリオトロープ疹や Gottron 丘疹・徴候を始めとする DM に関連した皮疹を認める場合には DM と診断します．

- 次に DM の皮疹を認めた症例の中で，筋症状の有無で疾患を分類します．筋痛や筋力低下などの臨床的な筋症状を伴う場合は，いわゆる古典的 DM と分類します．一方，臨床的な筋症状を伴わない場合，臨床的無筋症性皮膚筋炎（clinically amyopathic DM：CADM）と分類します．

- 筋症状を認め，皮疹を伴わない場合は，筋病理の所見に応じて，多発性筋炎（polymyositis：PM）や後に述べる免疫介在性壊死性筋症などに分類されます．

2 診断や鑑別について

- 国際的には Bohan & Peter の診断基準（1975 年）[1] が，国内では厚生労働省の診断基準（**表 1**）[2] が用いられています．

- 診断に重要な点は，筋生検で筋炎を組織学的に証明することです．**表 1** の「3. 鑑別診断を要する疾患」として挙げられている筋炎以外の筋症を除外することも重要です．

- 一方，DM に特徴的な皮疹が明らかな場合，抗 ARS 抗体などの MSA の陽性が判明していれば，筋生検を行わずに診断することもあります．

- DM の皮疹を認めるも，筋痛や筋力低下などの臨床的に筋症状を伴わない場合，CADM と診断します．CADM の診断には，他の皮膚疾患に伴う皮疹の除外が必要となります．

表1 PM/DM の診断基準（厚生労働省 2015 年）

1	診断基準項目

（1）皮膚症状
　（a）ヘリオトロープ疹：両側又は片側の眼瞼部の紫紅色浮腫性紅斑
　（b）ゴットロン丘疹：手指関節背面の丘疹
　（c）ゴットロン徴候：手指関節背面および四肢関節背面の紅斑
（2）上肢又は下肢の近位筋の筋力低下
（3）筋肉の自発痛又は把握痛
（4）血清中筋原性酵素（クレアチンキナーゼ又はアルドラーゼ）の上昇
（5）筋炎を示す筋電図変化
（6）骨破壊を伴わない関節炎又は関節痛
（7）全身性炎症所見（発熱，CRP 上昇，又は赤沈亢進）
（8）抗アミノアシル tRNA 合成酵素抗体（抗 Jo-1 抗体を含む）陽性
（9）筋生検で筋炎の病理所見：筋線維の変性及び細胞浸潤

2	診断基準

皮膚筋炎：（1）の皮膚症状の（a）〜（c）の 1 項目以上を満たし，かつ経過中に（2）〜（9）の項目中 4 項目以上を満たすもの
　なお，皮膚症状のみで皮膚病理学的所見が皮膚筋炎に合致するものは無筋症性皮膚筋炎として皮膚筋炎に含む．
多発性筋炎：（2）〜（9）の項目中 4 項目以上を満たすもの

3	鑑別診断を要する疾患

感染による筋炎，薬剤誘発性ミオパチー，内分泌異常に基づくミオパチー，筋ジストロフィーその他の先天性筋疾患，湿疹・皮膚炎群を含むその他の皮膚疾患

［文献 2 より転載］

筋炎患者で認められる MSA とは？

● 文献 3 および自験例より，日本人 267 人の MSA の内訳を**表2**に示します．筋炎全体では，抗 ARS 抗体が 4 割と最も多く，抗 MDA5 抗体，抗 TIF1-γ 抗体，抗 SRP 抗体と続きます．

表2 PM/DM の日本人 267 症例の筋炎特異抗体の陽性率

自己抗体	全体（267 例）陽性例（%）	DM（110 例）陽性例（%）	CADM（70 例）陽性例（%）	PM（87 例）陽性例（%）
抗 ARS 抗体	106（40）	44（40）	20（29）	42（48）
抗 MDA5 抗体	41（15）	11（10）	30（43）	0（0）
抗 TIF1-γ 抗体	26（10）	22（20）	4（6）	0（0）
抗 Mi-2 抗体	4（1）	4（4）	0（0）	0（0）
抗 NXP2 抗体	10（4）	9（8）	1（1）	0（0）
抗 SAE 抗体	3（1）	3（2）	0（0）	0（0）
抗 SRP 抗体	17（6）	2（2）	0（0）	15（17）

ARS：aminoacyl-tRNA synthetase, MDA5：melanoma differentia-tion-associated gene 5, TIF1-γ：transcriptional intermediary factor 1-γ, NXP2：nuclear matrix protein 2, SAE：small ubiquitin-like modifier activating enzyme, SRP：signal recognition particle

［文献 2 と自験例をもとに作成］

表3 PM/DM/CADM における MSA と臨床的特徴

MSA	特徴的な臨床像
抗 ARS 抗体（抗 Jo-1 抗体）	・PM，DM，CADM のいずれでも陽性となりうる ・間質性肺炎を高率に併発，レイノー現象，関節炎や機械工の手を認める ・治療反応性比較的良好，再燃の傾向がある
抗 MDA5 抗体	・原則，全例で DM の皮疹を認める ・8 割の症例で CADM の病型をとる ・急速進行性間質性肺炎を併発し，3 ヵ月の生存率 70%
抗 TIF1-γ 抗体	・DM の皮疹と筋症状を認め，間質性肺病変の併発が少なく，悪性腫瘍の併発が多い
抗 Mi-2 抗体	・DM の皮疹と筋症状を認め，間質性肺病変の併発が少ない
抗 SRP 抗体	・原則，DM の皮疹を認めず，CK 高値 ・筋病理で炎症細胞浸潤が乏しく，筋壊死が目立つ ・重度の筋力低下・筋萎縮を伴う傾向あり

筋炎患者の臨床的特徴は各 MSA と密接に関連する

- 表 3 に代表的な MSA と特徴的な臨床像を示します.
- 抗 ARS 抗体：ほぼ全例に間質性肺炎を併発します. 抗 ARS 抗体関連間質性肺炎の生命予後は 5 年生存率 90％と，短期予後は比較的良好です.
- 抗 MDA5 抗体：約 7 割の症例では週単位で増悪する急速進行性間質性肺炎を併発し，治療開始 3 ヵ月後の死亡率が 30％と予後不良であるため，早急な治療介入が重要です.
- 抗 TIF1-γ 抗体：40 歳以上で 7 割，60 歳以上では 8 割の症例で悪性腫瘍が併存します. また，筋炎診断時に腫瘍が明らかでなくても，筋炎診断後半年から 1 年以内に悪性腫瘍が判明することもあるため，本抗体陽性の中高年の症例では悪性腫瘍の検索を緻密に行うことが極めて重要です.

新しい概念 "免疫介在性壊死性筋症" とは？

- PM/DM と同様に，炎症性筋症の一種と考えられています.
- 亜急性ないし潜行性に近位筋優位の筋力低下を認め，CK が高値となるため，臨床的には PM と類似した所見を認めます. 本疾患の概念が明らかとなる以前は，免疫介在性壊死性筋症の多くの症例は，PM と臨床診断されていました.
- 筋病理の特徴は，筋線維の壊死が目立つわりに，筋組織内の炎症細胞浸潤が乏しいことです. CD8 陽性 T 細胞の筋内鞘への浸潤が主体である PM の病理像とは明らかに異なります.
- 抗 SRP 抗体や抗 HMGCR 抗体が免疫介在性壊死性筋症と関連があります.
- 抗 HMGCR 抗体陽性例の約半数にはスタチンの内服歴があります.

- 抗 SRP 抗体陽性例の方が，抗 HMGCR 抗体陽性例より頚部や嚥下筋の筋力低下を認めることが多く，より重度の身体機能障害を呈します．
- 免疫介在性壊死性筋症では筋内に免疫グロブリンや補体の沈着を認めており，免疫抑制薬や免疫グロブリン静注療法（IVIg）による免疫療法が有効です．

PM/DM 早期診断のポイント

①筋痛や筋力低下の症状があれば，筋原性酵素であるクレアチンキナーゼ（CK）を測定する

②肝酵素である AST や ALT は筋原性酵素でもあるため，AST/ALT 高値を認めた際には CK も合わせて測定する

③眼瞼や四肢の関節伸展部に紅斑を認めたら DM の可能性を考える

④前胸部や背部などの体幹にも紅斑がないか診察する

⑤爪周囲を含めた手指を注意深く観察し，PM/DM を疑う所見を見逃さない

⑥画像検査で間質性肺炎を認めたら，PM/DM を鑑別疾患の一つとして挙げる

⑦筋症状が目立たず，皮疹を主症状とする CADM 症例も存在する

TAKE HOME MESSAGE

- MSA の測定により，PM/DM 患者の臨床像や予後を予測することが可能です.
- 抗 ARS 抗体と抗 MDA5 抗体陽性症例では間質性肺炎を高率に併発し，この抗 MDA5 抗体陽性間質性肺炎は急速に進行し予後不良であるため，早急な治療介入が必要です.
- 抗 TIF1-γ 抗体陽性の中高年の症例では，悪性腫瘍検索を入念に行う必要があります.

文　献

1）Bohan A, et al. N Engl J Med. 1995; **292**: 344-347
2）厚生労働科学研究費補助金・難治性疾患等政策研究事業　自己免疫疾患に関する調査研究班　多発性筋炎・皮膚筋炎分科会：多発性筋炎・皮膚筋炎治療ガイドライン，診断と治療社，2015
3）Chen Z, et al. Clin Rheumatol. 2015; **34**: 1627-1631

14 リウマチ性多発筋痛症と関節リウマチの違いは？

結論から先に

- リウマチ性多発筋痛症（polymyalgia rheumatica：PMR）は高齢者に好発する全身性自己炎症性疾患と考えられています．自己抗体を有さず，特異的バイオマーカーがないことが診断困難な要因の1つとなっています．「疑わなければ診断できない」疾患であり，超高齢社会の現在，一般医が知っておくべき身近な疾患です．

- 特に高齢発症関節リウマチ（RA）は60歳未満で発症したRAと比較して，血清反応［リウマトイド因子/抗CCP抗体（RF/ACPA）］が陰性であったり（seronegative RA），肩や股関節などの大関節から急性発症することが多くみられるため，鑑別に難渋することはまれではありません．さらにPMRからRAへ移行したと考えられる症例もあります．

- PMRとRAの鑑別において重要なのは，前者が①滑液包炎が主体で②末梢関節を罹患することは少なく③非びらん性であることに対して，後者は①滑膜炎主体の②末梢関節に好発する③びらん性関節炎であるという点です（**表1**）．

- **PMRは少量ステロイドのみで軽快しうるのに対して，RAには抗リウマチ薬による治療が必要です．**

- 通常，PMR自体で関節破壊はなく，内臓障害の合併や全身状態が重篤化することもなく，予後は良好です．ただし，少量とはいえ長期にわたるステロイドを高齢者に使用することによる

表1 リウマチ性多発筋痛症と関節リウマチの相違点

	病態の主座	骨病変	部位	自己抗体	ステロイドに対する反応
リウマチ性多発筋痛症	滑液包炎	非びらん性	肩，腿などに好発	陰性が多い	劇的に奏効
関節リウマチ	滑膜炎	びらん性	手指など末梢関節に好発	RF，抗CCP抗体陽性が多い	一時的，部分的に奏効

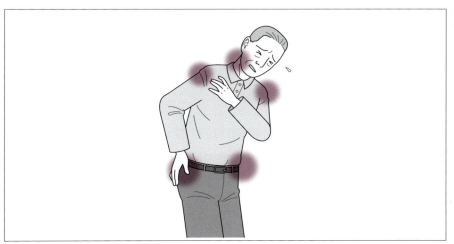

図1 PMRの疼痛好発部位

副作用には注意が必要です．

PMRはどのような症状か？

- **数日から2週間以内の比較的急性発症**であることが多く，発症日を特定できる場合もあります．
- 主に首から肩，腰から腿にかけての疼痛症状が出現します（**図1**）．筋痛症とありますが，**肩・股関節の関節痛が顕著なことが多い**です．具体的には痛みのためにほとんどの方が上肢を肩

水平位以上に挙上できず「顔を洗いにくい」「洗濯物を干しにくい」と訴え，腰・腿痛のため「歩きにくい」「寝返りが打てない」などと訴えます.

●発熱や倦怠感を伴いやすく，食欲低下，体重減少，抑うつ状態などが出現してくることもあります.

PMR の診断はどのようにするか？

● PMR の必須条件は以下の通りです.

①年齢 50 歳以上
②両肩の痛み
③ CRP または血沈上昇

●感染症，悪性腫瘍（腫瘍随伴症候群）はまず除外しなければなりません．次いで偽痛風，他の膠原病関連疾患を除外します．具体的には，①血液検査による炎症所見や各種自己抗体などの免疫学的検査，②胸部 X 線，腹部・心・血管エコー，ときに全身 CT などの画像検査，③消化管内視鏡，④関節液採取も必要に応じて行います．典型的な PMR の症状であれば上記検査をすべて行う必要はなく，①②の一部で十分でしょう.

●診断には従来からの Bird らの基準（**表 2**）[1] や 2012 年 ACR/EULAR 協同で発表された分類基準（**表 3**）[2] を参考にします．後者で用いられるエコー画像で主に滑液包炎の所見が得られますが，RA でも認めることのある所見であり，実臨床で seronegative RA との鑑別の難度が高い症例が依然としてあります.

● seronegative RA と PMR との鑑別としては，①滑膜炎主体か滑液包炎主体か，②末梢関節に好発するか否か，③びらん性か非びらん性か，という点がポイントになると思います（**表1**）.

表2　Birdらの分類（1979年）

1. 両肩の疼痛　および/または　こわばり
2. ２週間以内の急性の発症
3. 血沈値 40 mm/時以上
4. 1時間以上持続する朝のこわばり
5. 65歳以上
6. 抑うつ症状　および/または　体重減少
7. 両上腕部の圧痛

上記7項目中3項目以上を認めた場合，PMRと診断できる

［文献1を改変して引用］

表3　暫定的リウマチ性多発筋痛症分類基準（ACR/EULAR 2012年）

必須条件
◎年齢50歳以上
◎両肩の疼痛
◎CRPまたは血沈上昇

	スコア（USあり）	スコア（USなし）
朝のこわばり持続＞45分	2	2
股関節痛あるいは運動制限	1	1
RFあるいは抗CCP抗体陰性	2	2
肩と腰以外の関節症状がない	1	1
USで少なくとも一側の肩あるいは股関節の滑液包炎など	1	
USで両側肩の滑液包炎など	1	

*スコア4点以上（USなし），5点以上（USあり）でPMRと分類する．
*US（関節エコー）では，三角筋下滑液包炎，二頭筋の腱鞘滑膜炎，肩甲上腕筋の滑膜炎，股関節滑膜炎，転子部の滑液包炎を確認する．

［文献2を改変して引用］

- 膠原病の中で，同じく筋肉痛を伴う多発性筋炎と異なり，PMRでは筋原性酵素の上昇や筋力低下・筋萎縮を呈しません．
- 巨細胞性動脈炎（GCA）を有している場合は治療を急ぎますが，PMR自体は予後良好な疾患のため，できるだけ上記の除外診

断を行います.

PMR をどう治療するか？

- 前に述べた検査をしている間は非ステロイド性抗炎症薬（NSAIDs）を投与します. self-limited の自己炎症の性格を一部持っており, NSAIDs のみで軽快する症例もまれにあります.

- 上記の検査結果を確認して PMR の可能性が高まれば, 診断的治療としてプレドニゾロン（PSL）15 ～ 20 mg/日を開始します. ある意味エンピリックにステロイド投与が許容されている疾患です. 数日以内に劇的な症状の改善がみられれば, それが PMR の診断の傍証となります. その後は緩徐にステロイドを減量し, 少なくとも半年以上かけて中止することが大切です. ステロイド減量段階ないし中止後に再燃し, 年余にわたってステロイドを内服するケースが実際には多いです.

- 一方で RA や GCA など他のリウマチ関連疾患でも少量ステロイドが一時的に著効することはあるので注意しなければなりません. **早い段階でステロイド減量困難となるケースでは, 別の病態の存在を考え, そのつど診断および治療方針の見直しが必要**です.

- 感染症やがんが顕性化すれば, そちらの治療を優先し, ステロイドは早めに漸減, 撤退します.

- 治療途中から末梢関節炎など RA の所見が前面に出てくる場合は, 抗リウマチ薬を追加して RA の治療をしていきます. このような症例は PMR から RA への移行なのか, オーバーラップなのか, 元から RA だったのがステロイドでマスクされていたのか, おそらくどのエキスパートにきいても明確な答えは得られないのが現状です.

- また，ステロイド抵抗性 PMR も存在し，メトトレキサート（MTX）などの抗リウマチ薬を加えると，その後順調にステロイドを漸減できる症例もあります[3].
- 現在は，PMR と GCA は合併というよりも同一の免疫的背景を有した病態であると捉えられています．PMR をみたら GCA が潜在している可能性を念頭に置き，後から GCA が判明した場合は速やかにステロイド増量かつ免疫抑制薬併用を考慮します．

TAKE HOME MESSAGE

- 50 歳以上，両肩痛，炎症所見を有する患者さんで，PMR が疑われれば 2012 年 ACR/EULAR 分類基準を参考にしつつ除外診断を行った上で，PSL 15 〜 20 mg/日を開始しましょう．数日以内に著しい効果が確認できれば PMR の傍証とし，その後は半年以上かけて緩徐にステロイドを減量しましょう．
- 治療後の経過が順調にいかない場合はそのつど診断を見直し，特に RA への移行が考えられれば MTX などの抗リウマチ薬の併用を考慮しましょう．
- 初発時およびステロイド抵抗性がみられたときには GCA が潜在していないか検討しましょう．

Column PMR と偽痛風

- PMR 同様に高齢者限定の疾患で，最近日常診療で遭遇する機会が多くなっているのが偽痛風 [calcium pyrophosphate dihydrate（CPPD）結晶沈着症] です．特に軸椎歯突起症候群（crowned dens syndrome：CDS）はときに PMR との鑑別が必要となります．治療は痛風同様に NSAIDs が第一選択薬です．高齢者においては腎障害を懸念して NSAIDs ではなくアセトアミノフェンを選択したくなりますが，アセトアミノフェンは NSAIDs ではないため抗炎症作用を有さず，痛風，偽痛風といった結晶性関節炎への効果は乏しいという点に留意しなければいけません．
- PMR も偽痛風も治療を開始すれば劇的に効果がみられ，患者さんから「地獄に仏」と手を合わされることも少なくありません．そんなときはうれしい反面，PMR の場合は順調に行ってもゴールは半年以上先であるため，偽痛風ほど手放しで喜ぶわけにはいかず，患者さんとともに気を引き締めることにしています．

文　献

1）Bird H, et al. Ann Rheum Dis. 1979; **38**: 434-439
2）Dasgupta B, et al. Arthritis Rheum. 2012; **64**: 943-954
3）Dejaco C, et al. Arthritis Rheum. 2015; **67**: 2569-2580

15 強直性脊椎炎，見逃していない？

結論から先に

- 強直性脊椎炎（ankylosing spondylitis：AS）は HLA-B27 と強い関連をもち，臨床的には非典型的な腰痛や背部痛を呈します．
- 近年，強直性脊椎炎を代表とした脊椎関節炎（spondyloarthritis：SpA）の病態解明とともに疾患認知度の普及が進んでおり，強直性脊椎炎の特徴的な症状を見逃さないようにすることが重要です．

基本をもう一度，強直性脊椎炎とは？

- AS は SpA の原型であり，仙腸関節や脊椎など体軸関節の慢性炎症とそれに引き続く不可逆的な骨化を主病態とする疾患です（**図1**）．
- AS は仙腸関節や脊椎など体軸関節の慢性炎症，左右非対称性少関節炎（特に下肢の関節），指趾炎（ソーセージ指），付着部炎を呈します．その他，関節外症状として，乾癬などの皮膚症候，ぶどう膜炎などの眼症候，下痢などの炎症性腸疾患の症候を合併しうることも特徴です（**図2**）[1]．
- <u>好発年齢として40歳以前に発症することが多く，45歳以上で発症することはまれ</u>です．男女比は3〜4：1程度とされています．

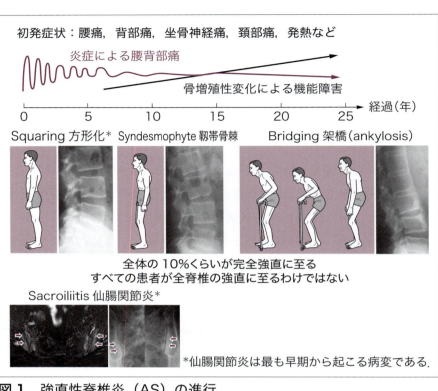

図1 強直性脊椎炎（AS）の進行

強直性脊椎炎は本当にまれなのか？ まれではないのか？

- AS は HLA-B27 と強い関連をもち，欧米の HLA-B27 陽性集団のうち 1.3〜6％だけが AS を発症すると報告されています[2]．
- 日本人の一般人口における HLA-B27 保有率は極めて低く（0.3％），現在でも AS はまれな疾患とされています．
- 近年，AS を中心として**体軸病変を優位な病変とする SpA を体軸性脊椎関節炎（axial spondyloarthritis：axSpA）と分類**するようになり，axSpA という分類名が広く使われるようになっています．この axSpA には体軸病変を優位病変とする乾癬性関節炎や炎症性腸疾患の一部も含まれることから，すべて

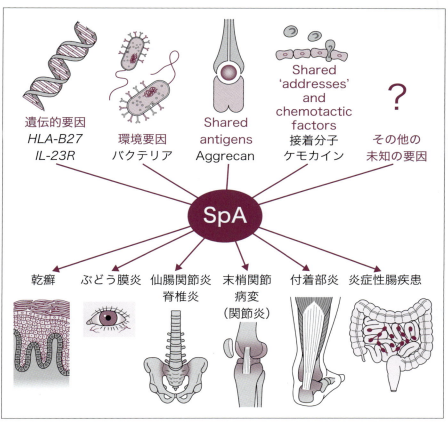

図2 脊椎関節炎（SpA）の要因と症候

［文献1より作成］

のaxSpA≠ASということを頭に置いて，有病率を考える必要があります．

これをみたら強直性脊椎炎かも？

- 特徴的な臨床症状として，**炎症性腰背部痛（inflammatory back pain：IBP）と称される非典型的な腰背部痛**を呈します．椎間板ヘルニアや外傷による骨折，脊柱管狭窄症などの機械的腰背部痛とは異なります．

Calin, et al[A)]	Rudwaleit, et al[B)]	IBP experts (ASAS)[C)]
☐発症年齢 40 歳未満 ☐背部痛持続期間が 3 ヵ月以上 ☐緩徐に発症 ☐朝のこわばり ☐体操で改善	3 ヵ月以上持続する背部痛 50 歳以下に認められる ☐朝のこわばりが 30 分 以上持続 ☐運動で改善するが, 安静では改善しない ☐疼痛のために, 睡眠 時間の後半に覚醒 ☐左右移動する殿部痛	☐発症年齢 40 歳未満 ☐緩徐に発症 ☐運動で改善 ☐安静では改善しない ☐夜間疼痛(起きると 改善する)
5 項目中 4 項目 あてはまれば IBP	4 項目中 2 項目 あてはまれば IBP	5 項目中 4 項目 あてはまれば IBP

図 3　炎症性腰背部痛(IBP)

[A)] Calin A, et al. JAMA. 1977; **237**: 2613-2614
[B)] Rudwaleit M, et al. Arthritis Rheum. 2006; **54**: 569-578
[C)] Sieper J, et al. Ann Rheum Dis. 2009; **68**: 784-788

● IBP の特徴は以下のとおり.

①運動で改善しますが, 安静では改善しません
②疼痛のために睡眠時間の後半に覚醒します(起きると改善します)
③左右に移動する殿部痛を認めます
これらが 3 ヵ月以上持続します(図 3)[3)].

● 他に座骨神経痛様の症状を訴えることもあります.

具体的にどう診断するか？

- 慢性腰背部痛患者は最初にリウマチ専門医ではなく，プライマリ・ケア医，整形外科医，接骨院などを受診するケースが多いです．慢性腰背部痛患者を診た場合にどのような例をリウマチ専門医に紹介・相談すべきでしょうか？

- 国際脊椎関節炎評価学会（Assessment of Spondyloarthritis International Society：ASAS）による推奨レコメンデーション[4]によると，**45歳以下で発症し，3ヵ月以上続く慢性腰背部痛患者は以下の項目のうち少なくとも1つ認めれば，AS疑いの患者を抽出していくためにリウマチ専門医を受診すべき**であるとされています．

---

①炎症性腰背部痛
② HLA-B27 を保有している
③ X線もしくは MRI での仙腸関節炎
④関節炎・付着部炎・指趾炎などの末梢症候
⑤乾癬・炎症性腸疾患・ぶどう膜炎などの関節外症候
⑥脊椎関節炎の家族歴
⑦非ステロイド性抗炎症薬（NSAIDs）への良好な反応
⑧ CRP，血沈などの炎症反応上昇

- 炎症性腸疾患やぶどう膜炎として消化器内科や眼科を受診されている患者さんの中には AS 疑い症例もありますので，一般医もこれらの特徴を見逃さず，リウマチ専門医に紹介いただくことが重要です．

- AS 疑いの患者さんがリウマチ専門医を受診した後は，次のような診断アプローチが取られます．改訂ニューヨーク分類基準（**表1**）[5] の項目にもあるように，IBP 症状，腰椎可動域制限や

表1 AS改訂ニューヨーク分類基準（1984年）

A. 診　断
1.　臨床基準
a）運動により改善し，安静によって改善しない，3ヵ月以上持続する腰痛
b）矢状面，前頭面両方における腰椎可動域制限
c）年齢，性別によって補正した正常値と比較した胸郭拡張制限
2.　X線基準
両側のGrade 2以上の仙腸関節炎，あるいは一側のGrade 3〜4の仙腸関節炎

B. 等　級
1.　確実例：X線基準と，1項目以上の臨床基準を満たす場合
2.　疑い例：
a）X線基準を満たさないが，臨床基準3項目を満たす場合
b）X線基準を満たすが，臨床基準が一つもみられない場合

X線基準のGrade
Grade 0：正常
Grade 1：疑わしい変化
Grade 2：軽度の仙腸関節炎
（関節裂隙の変化を伴わない限局的な骨侵食や硬化）
Grade 3：中等度の仙腸関節炎
（骨侵食，硬化，裂隙の拡大や狭小化，部分的な強直を伴う）
Grade 4：完全な強直

［文献5を改変して引用］

胸郭拡張制限などの臨床症状を認め，その上で仙腸関節X線所見がASの基準を満たす（両側Grade 2以上もしくは片側Grade 3以上）ものであればASと診断します．

● 診断において最も重要なことは，十分に鑑別・除外診断（びまん性特発性骨増殖症，掌蹠膿疱症性骨関節炎などを鑑別）することです．

● ASに限らず，昨今，様々な分類基準が診断目的に使用され，over diagnosisに繋がっている可能性が世界的に指摘されています．分類基準は本来，clinical trialに包含するのに適当かど

うか決めるために作成されており，診断する上で安易に分類基準を用いるべきではありません．

個人的な経験で言えば

- 近年，この SpA の普及や病態解明の進歩が目覚ましく，的確に AS を含めた SpA と診断される割合が増えている一方で，AS と誤診されるケースが増えているのも事実です．
- 実際，筆者らのところへ AS として紹介されてきた症例が 2 例ありました．しかし，1 例は脊椎 X 線上，骨棘は厚く水平方向の進展であり，最終的にびまん性特発性骨増殖症と診断しました．もう 1 例は仙腸関節 X 線上，硬化像は認めましたが，フォローした後に掌蹠膿疱症を確認し，最終的に掌蹠膿疱症性骨関節炎と診断しました．
- AS の診断で最も重要なものは，①鑑別・除外診断であること，②診断に悩む症例では十分なフォローアップを行い，振り返って再考すること，などです．

どこまで病態が分かってきたか？

- AS の遺伝的要因としては，HLA-B27 と強く関連していることがすでに周知され，それ以上に支持されている遺伝的マーカー・要因は現時点では存在しません．他の遺伝的要因として，小胞体（endoplasmic reticulum：ER）ストレス関連蛋白である endoplasmic reticulum aminopeptidase 1（ERAP1）や IL-23 － IL-17 pathway の関連する分子をコードしている IL-23 受容体などの遺伝子多型が報告されています．

Column 自然免疫と獲得免疫の橋渡し〜 MHC-I-opathy

　　HLA に関しては，近年，MHC-I-opathy という概念も提唱されています[6]．MHC class I 分子が関連した疾患（AS と HLA-B27，乾癬と HLA-C0602，ベーチェット病と HLA-B51 など）は自然免疫疾患と獲得免疫疾患の中間に位置しており，これらの MHC-I-opathy が自然免疫と獲得免疫の橋渡しをしています．

TAKE HOME MESSAGE

・日本において AS はまれな疾患です．
・診断では，まず IBP を的確に評価することが重要です．また，分類基準を診断基準として使用するのではなく，SpA 徴候を捉え，十分に鑑別・除外診断することも重要です．
・病態解明が進み，HLA-B27，メカニカルストレス，腸内細菌叢異常を伴う腸管炎症などが発症・進行に関与していることが分かってきました．

文　献

1) Rosenbaum JT, et al. Nat Rev Rheumatol. 2012; **8**: 249-250
2) von Vollenhoven RF. Nat Rev Rheumatol. 2011; **7**: 205e15
3) Sieper J, et al. Ann Rheum Dis. 2009; **68**: 784-788
4) Poddubnyy D, et al. Ann Rheum Dis. 2015; **74**: 1483-1487
5) van der Linden S, et al. Arthritis Rheum. 1984; **27**: 361-368
6) McGonagle D, et al. Nat Rev Rheumatol. 2015; **11**: 731-740
7) Sieper J, et al. Nat Rev Dis Primers. 2015; **1**: 15013

16 膠原病の心・肺障害は何がある？

結論から先に

- 膠原病の診療中には，原疾患の臓器病変としての肺病変，薬剤が原因のもの，肺感染症など多種多様な病態を経験します．

- メトトレキサートは薬剤性肺炎を起こしうることで有名ですが，他の疾患修飾性抗リウマチ薬，免疫抑制薬，生物学的抗リウマチ薬などでも注意が必要です．

- 免疫抑制の結果生じるニューモシスチス肺炎やサイトメガロウイルス肺炎などは，膠原病性の間質性肺炎（interstitial pneumonia：IP）や薬剤性肺炎との鑑別を要します．また，アスペルギルスやクリプトコッカスなどの肺真菌症も診断および治療に難渋します．

- 多発性筋炎/皮膚筋炎（PM/DM）に合併するIP，全身性強皮症（systemic sclerosis：SSc）の進行性IP，ANCA関連血管炎のびまん性肺胞出血，肺高血圧症などは，治療の遅れが予後に影響するため，疑う場合は早期に専門医に紹介することが望ましいです．

- 症候性の心外膜炎，心内膜炎，心筋炎は，進行すれば生命に関わる重篤な病態に至ることもあり，膠原病専門医のみならず循環器専門医の連携による診療が望ましいです．

107

膠原病に伴う肺病変は何か？

1 関節リウマチ（RA）の肺病変（図1）

- IP は RA の約 10 % 前後に合併（RA-IP）し，RA が頻度の多い疾患である分，日常臨床でよく遭遇します．
- 通常は慢性に経過しますが，急性増悪を呈した際は予後不良です．胸部 HRCT 画像で通常型間質性肺炎（usual interstitial

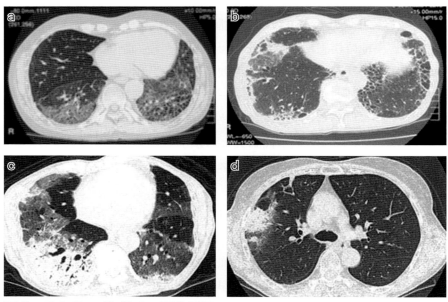

図1 RA-IP の胸部 CT 画像所見

a．非特異性間質性肺炎（non-specific interstitial pneumonia：NSIP）様パターン：両下肺背側，気管支血管側優位にすりガラス影，網状影，牽引性気管支拡張を認める．

b．UIP 様パターン：両側下肺優位に蜂窩肺様嚢胞，牽引性気管支拡張と周囲のすりガラス影を認める．

c．急性増悪（DAD 様パターン）：b と同一症例．UIP 様パターンをベースに肺野全体に浸潤影が出現し，牽引性気管支拡張が急速に拡大している．

d．器質化肺炎：肺野末梢に気管支透亮像を伴った浸潤影を認める．

pneumonia：UIP）様のパターンを呈する症例は，感染症など
を契機とした急性増悪を起こしうるリスクがあるので注意しま
しょう．急性増悪を呈した際はびまん性肺胞傷害（diffuse
alveolar damage：DAD）の胸部画像パターンをとります．IP
に肺気腫を伴う症例では特に注意が必要です．

- RA 診療において，UIP 様の画像パターンで IP の範囲が広い
症例は，メトトレキサートが避けられる傾向があり，他の疾患
修飾性抗リウマチ薬や生物学的抗リウマチ薬（もしくはその併
用）が用いられます．

- 器質化肺炎にはステロイドが有効です．

- 気道病変も RA の肺病変として重要で，肺感染症合併の母地と
なります．肺非結核性抗酸菌症との鑑別が重要で，喀痰検査，
必要に応じて気管支鏡検査（菌体の証明）が必要となることが
あります．

2 全身性強皮症の間質性肺炎（SSc-IP）

- SSc-IP は，何年経過をみても進行しないケースも多いのですが，
数ヵ月から数年の経過で進行する症例には治療を考慮します．

- IP が進行性の場合で治療介入を考える目安は以下のとおり．

○ 呼吸機能検査にて，１年の経過で％ FVC（努力性肺活量）
が 10％以上低下する症例
○ 進行性で％ FVC が 70％以下の症例

- 進行性の IP は抗 Scl-70 抗体陽性例や，びまん性に皮膚硬化を
呈する例に多いのですが，限局性強皮症や皮膚硬化がはっきり
しない症例でも合併するため注意が必要です．

- 進行性 SSc-IP には，ステロイドにシクロホスファミド（CY）
内服やパルス療法（intravenous pulse cyclophosphamide：
IVCY）を併用する治療の報告が多いです．しかし問題点は，

CY 中止後に再燃する症例が多く，骨髄抑制などの副作用のため長期間続けられないことにあります[1].

- 筆者らの施設では，進行性 SSc-IP に対して，少量から中等量のステロイドとアザチオプリンやタクロリムスの併用療法が有効であり，継続的に使用できる経験をしています．

- 現在，特発性肺線維症で進行抑制効果が認められている抗線維化薬のニンテダニブが治験中です．有効性が確認できれば，有望な選択肢になりえます．

③ 多発性筋炎/皮膚筋炎の間質性肺炎（PM/DM-IP）

- PM/DM-IP に関連する主な自己抗体として，抗アミノアシル tRNA 合成酵素（ARS）抗体と抗メラノーマ分化関連遺伝子（MDA）5 抗体があります．

- 抗 ARS 抗体陽性で進行性の症例（**図2**）には，ステロイドに加えてカルシニューリン阻害薬，IVCY による免疫抑制療法が行われ，一般的に治療反応性は良好ですが，難治例や再発例もあります．

- 抗 MDA5 抗体陽性例（**図3**）には，できるだけ早期にステロイド，カルシニューリン阻害薬，IVCY による 3 剤併用療法を強力に行いますが，それでも治療に抵抗し，数ヵ月以内に約半数が呼吸不全のため死に至ります[2]．上記 3 剤に合わせて血漿交換療法，ミコフェノール酸モフェチルやリツキシマブなどを併用する試みがなされています．

- PM/DM-IP の予後不良因子として，筋症状に乏しい無筋症性皮膚筋炎（clinically amyopathic DM：CADM），前述の抗 MDA5 抗体陽性の他に，治療前の血清フェリチン値高値，肺胞気動脈血酸素分圧較差（A-aDO$_2$）高値，胸部 HRCT でのすりガラス影の範囲の拡大などが報告されています[2]．

- 自己抗体陰性例でも難治例があり，注意が必要です．

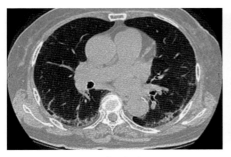
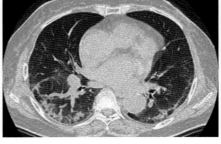

a. 初診時　　　　　　　　　　　b. 2ヵ月後

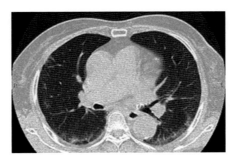

c. 3ヵ月後

図2　抗ARS抗体陽性PM/DM-IPの治療例
60歳代女性．IPは亜急性に進行を認め（b），大量ステロイド［プレドニゾロン（PSL）1 mg/kg/日］とシクロスポリン（CSA）4 mg/kg/日の併用療法でIPの改善を得た（c）．

4 ANCA関連血管炎の肺病変

- 顕微鏡的多発血管炎（microscopic polyangiitis：MPA）では，びまん性肺胞出血（diffuse alveolar hemorrhage：DAH）に注意します．DAHが初発症状で，救急外来受診時すでに呼吸不全をきたしており，人工呼吸器管理と同時に治療介入した症例を，筆者は何例か経験しています．治療はステロイド大量投与（重症例はパルス療法）が基本となり，難治例にはIVCYや血液浄化療法を併用します．MPAにはIPも合併し，IPが主病

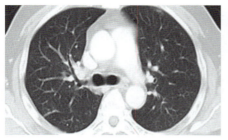
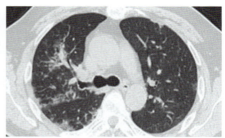

a. 初診時　　　　　　　　　b. 2週間後

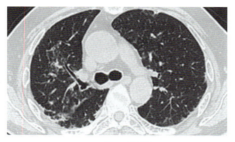

c. 2ヵ月後

図3　抗MDA5抗体陽性DM-IPの治療例
50歳代男性．血清フェリチン1,890 ng/mL，A-aDO$_2$ 46.8 mmHg．IPの陰影は軽度だったが治療介入(a)．PSL 1 mg/kg/日，CSA 4 mg/kg/日，IVCY 1,000 mgの3剤併用を開始したが，IPは急速に進行し(b)，IVCYを頻回に繰り返すことで何とかIPの改善を得ることができた(c)．

変で進行性の場合に免疫抑制療法を考慮します．
- DAHの他に多発血管炎性肉芽腫症（granulomatosis with polyangitis：GPA）では肺結節影，好酸球性多発血管炎性肉芽腫症（eosinophilic granulomatosis with polyangiitis：EGPA）では好酸球性肺炎の病像を呈することが比較的多いです．

膠原病の肺病変で一般医の診療でも問題ない状態とは？

○RA や SSc の IP で，範囲が拡大しておらず，呼吸状態が
保たれており進行性のない症例があてはまります．

● RAで気道病変を有する症例では肺感染症の併発に注意します．

膠原病に伴う心病変は３つある

● 膠原病の心病変は心外膜炎，心内膜炎，心筋病変に大別されます．

1 心外膜炎

● 無症候性のことも多く，心機能に重篤な影響を与えることは少ないです．しかし，ときに収縮性心外膜炎，心タンポナーデ，心筋への炎症の波及から心機能に重大な影響を与え，外科的処置まで必要とすることがあります．

● 大部分はステロイドによく反応します．

2 心内膜炎

● ステロイドを含む免疫抑制療法の対象となります．進行すると弁膜症をきたし，長期予後に影響します．

● 不可逆的な弁膜症では弁置換術などの手術を検討することになります．

● 全身性エリテマトーデス（SLE）による Libman-Sacks 型非感染性心内膜炎が有名で，僧帽弁に疣贅を形成し，多臓器に梗塞を引き起こすので要注意です．抗リン脂質抗体症候群合併例ではさらに頻度が多いとされています．

3 心筋病変

● 基礎疾患により病態が異なり，無症候性のものから重篤な病態（心不全，致死性不整脈，乳頭筋断裂による急性循環不全など）

まで様々です.

- SLE, PM/DM, EGPA などでは心筋炎を呈することがあります. 脳性ナトリウム利尿ペプチド（BNP），心電図，心エコーによるスクリーニングを行い，心筋炎を認めた際は十分な免疫抑制療法を行います.
- SSc の心筋変性，線維化は予後規定病変です.

膠原病の心病変で一般医の診療でも問題ない状態とは？

○RA や SSc の無症候性心外膜炎は，通常は特別な治療を要さず経過観察をします.

膠原病性の肺高血圧症とは？

- 膠原病に伴う肺高血圧症は主に SLE, 混合性結合組織病（mixed connective tissue disease：MCTD），SSc に合併します.
- SLE，MCTD に伴う肺高血圧症は肺動脈炎の病態が関連しており，免疫抑制療法により改善する可能性があるため，積極的にトライします[3].
- 一方，SSc に伴う肺高血圧症は血管内皮障害と線維化の機序が考えられており，免疫抑制療法に反応しません.
- 治療は肺血管拡張薬であるエンドセリン拮抗薬，ホスホジエステラーゼ5阻害薬，プロスタサイクリンアナログなどを併用します.

TAKE HOME MESSAGE

・膠原病の患者さんに肺障害を認めた際に，原疾患の肺病変なのか，肺感染症や薬剤性など他の要因かを見極めることが重要です．

・膠原病の肺病変では，RA-IP の急性増悪，進行性 PM/DM-IP，ANCA 関連血管炎の DAH などは予後に影響し，早急に強力な免疫抑制療法を要します．

・膠原病による心病変（症候性の心外膜炎，心内膜炎，心筋炎）と肺高血圧症は，膠原病内科と循環器内科による集学的な診療が望ましいです．

文　献
1）Khanna D, et al. Med Decis Making. 2008; **28**: 926-937
2）Fujiki Y, et al. Mod Rheumatol. 2018; **28**: 133-140
3）Yasuoka H, et al. Circ J. 2018; **82**: 546-554

17 膠原病の腎障害について知っておきたいこと

結論から先に

- 腎疾患を合併しやすい膠原病には**表1**のものがあります．
- 慢性腎臓病合併症例では，『エビデンスに基づく CKD 診療ガイドライン 2018』[1)]に従って重症度分類（CGA 分類）をしましょう（**表2**）．CGA 分類 G3b 以降（糸球体濾過量 45 mL/分/1.73 m^2 未満）の慢性腎臓病は腎臓専門医との協診が望ましいです．
- 免疫抑制薬には腎障害で禁忌もしくは減量が必要な薬剤が多く，『薬剤性腎障害診療ガイドライン 2016』などを参考にした投与量の調節が必要です．
- 透析をしていても膠原病の活動性の継続や再燃はありうるため，注意深い経過観察が望ましいです．

表1　膠原病の腎障害と病変の主座

腎病変の主座	疾患名
糸球体	ANCA 関連血管炎，全身性エリテマトーデス（SLE），クリオグロブリン血症性血管炎，混合性結合組織病（MCTD）
尿細管・間質	シェーグレン症候群，サルコイドーシス，IgG4 関連疾患
血管	全身性強皮症，抗リン脂質抗体症候群

ANCA：抗好中球細胞質抗体

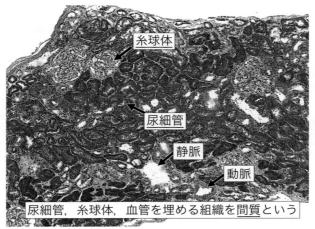

図1 腎皮質の構成要素

腎障害の病変の主座を考える

- 膠原病に限らず，腎疾患は病変の主座により次の3つに分類すると理解しやすいです（図1）.

①糸球体（糸球体腎炎，続発性膜性腎症）
②尿細管・間質
③血管

- 糸球体病変の中で，免疫複合体や血管炎などの炎症を背景に，糸球体構成細胞（内皮細胞，メサンギウム細胞，ボウマン嚢上皮細胞）が増殖したものを糸球体腎炎といいます．
- 内皮細胞増殖があれば管内増殖性性腎炎，メサンギウム細胞の増殖があればメサンギウム増殖性腎炎，ボウマン嚢上皮の増殖があれば半月体形成糸球体腎炎と表現されます．
- どの糸球体構成細胞が増殖していればこの疾患というような疾患特異性はありません．2つ以上の細胞増殖が重複して存在し

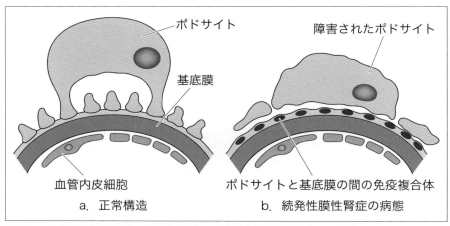

図2 糸球体濾過面の正常構造と続発性膜性腎症の病態

ている場合も多々あります．SLE，ANCA関連血管炎，クリオグロブリン血症性血管炎，IgA血管炎に合併しやすい病態です．
- 糸球体濾過面は，毛細血管の血管腔側から血管内皮細胞，基底膜，ポドサイトで構成されています（**図2-a**）．この3つの構造が原尿への蛋白の漏出を最小限に抑えるバリアとしての役割を担っています．
- 膠原病によりポドサイトと基底膜の間に免疫複合体が沈着し，ポドサイトが障害されることで，高度の蛋白尿（3.5 g/日以上）と低アルブミン血症（3.0 g/dL），つまりネフローゼ症候群が引き起こされたものを続発性膜性腎症といいます（**図2-b**）．SLEとMCTDに合併しやすい病態です．
- 腎組織の中で，糸球体，尿細管，血管の間の領域を間質といいます．尿細管間質性腎炎とはその名の通り尿細管および間質に炎症細胞が浸潤し障害された病態です．シェーグレン症候群，サルコイドーシス，IgG4関連疾患に合併しやすい病態です．

● 血管病変の中で，小血管や糸球体内の血管内皮細胞の障害が起こり，血栓形成などを経て急激に腎機能が落ちる病態を血栓性微小血管障害（thrombotic microangiopathy：TMA）と呼びます．内皮細胞が障害されると血小板凝集の足場になる von Willebrand 因子を過剰に分泌し，過度な血小板凝集が引き起こされ，一次血栓が形成されます．それにより消耗性に血小板数が低下し，また血小板凝集塊に衝突した赤血球が破壊されることによる溶血性貧血が引き起こされます．全身性強皮症と抗リン脂質抗体症候群に合併しやすい病態です．

尿所見から罹患部位を推定するには

● 腎障害は血清クレアチニンの上昇よりも尿所見異常が先行することが多く，そのパターンから前述の病変の主座がある程度推定できます．

● 血尿（糸球体性変形赤血球）と蛋白尿（0.15 g/日以上）の両方がみられ，尿沈渣で細胞性円柱が観察される場合は糸球体腎炎と推定され，血尿は伴わないがネフローゼ症候群［蛋白尿 3.5 g/日以上および低アルブミン血症（3.0 g/dL 以下）］を呈する場合は続発性膜性腎症と推定されます．

● 尿細管間質性腎炎では血尿や蛋白尿は陰性もしくは軽度ですが，比較的急速に血清クレアチニンの上昇がみられます．尿中 β_2 マイクログロブリン，尿中 α_1 マイクログロブリン，尿中 β-D-N アセチルグルコサミニダーゼ（NAG）などの尿中尿細管マーカーが先行して上がるため，腎障害の早期発見のために尿細管間質性腎炎をきたしやすい膠原病では定期的に検査すると良いでしょう．

- 血栓性微小血管障害は血尿，蛋白尿，尿細管マーカーが上昇せず，血清クレアチニン上昇という表現型をとります．溶血性貧血や血小板減少も手がかりになりえますが，程度が軽いことも多いです．

慢性腎臓病を合併した膠原病はここに注意

- 慢性腎臓病とは腎臓の構造または機能の異常が 3 ヵ月を超える場合と定義されます．
- 慢性腎臓病の重症度は原因（C），糸球体濾過量（G），蛋白尿（A）を組み合わせた CGA 分類で表記します（例えばループス腎炎 G3bA2 などと表記）（**表 2**）．この分類は『エビデンスに基づく CKD 診療ガイドライン 2018』に記載されており，日本腎臓学会ホームページから pdf が無料でダウンロードできます[1]．
- CGA 分類 G3b 以降［糸球体濾過量（GFR）45 mL/分/1.73 m^2 未満］の慢性腎臓病では腎性貧血，CKD-MBD（慢性腎臓病に伴う骨・ミネラル代謝異常），代謝性アシドーシス，体液過剰などの合併症が顕在化し始めることや，腎代替療法のオプション提示（☞ Column 参照）や教育入院などが必要になってくるため，腎臓専門医との協診が望ましいです．
- **膠原病領域で用いる薬剤には，腎機能によって減量が必要であったり，禁忌に該当するものが少なくありません．** 腎機能別の免疫抑制薬を含めた薬剤の推奨投与量は『薬剤性腎障害診療ガイドライン 2016』に記載されています．日本腎臓学会ホームページから pdf が無料でダウンロードできます[2]．

表2 CGA 分類：CKD の重症度分類（CKD 診療ガイド 2012）

原疾患	蛋白尿区分		A1	A2	A3
糖尿病	尿アルブミン定量 （mg/日） 尿アルブミン/Cr 比 （mg/gCr）		正常 30 未満	微量 アルブミン尿 30〜299	顕性 アルブミン尿 300 以上
高血圧 腎炎 多発生嚢胞腎 移植腎 不明 その他	尿蛋白定量 （g/日） 尿蛋白/Cr 比 （g/gCr）		正常 0.15 未満	軽度蛋白尿 0.15〜0.49	高度蛋白尿 0.50 以上
GFR 区分 （mL/分 /1.73 m²）	G1 正常または高値	≧90			
	G2 正常または軽度低下	60〜89			
	G3a 軽度〜中等度低下	45〜59			
	G3b 中等度〜高度低下	30〜44			
	G4 高度低下	15〜29			
	G5 末期腎不全（ESKD）	<15			

重症度は原疾患・GFR 区分・蛋白尿区分を合わせたステージにより評価する．CKD の重症度は死亡，末期腎不全，心血管死発症のリスクを □ のステージを基準に， □ ， ■ ， ■ の順にステージが上昇するほどリスクは上昇する．　　　　　　　　（KDIGO CKD guideline 2012 を日本人用に改変）

注：わが国の保険診療では，アルブミン尿の定量測定は，糖尿病または糖尿病性早期腎症であって微量アルブミン尿を疑う患者に対し，3 カ月に 1 回に限り認められている．糖尿病において，尿定性で 1＋以上の明らかな尿蛋白を認める場合は尿アルブミン測定は保険で認められていないため，治療効果を評価するために定量検査を行う場合は尿蛋白定量を検討する．

［日本腎臓学会：エビデンスに基づく CKD 診療ガイドライン 2018 <https://cdn.jsn.or.jp/data/CKD2018.pdf>（2019 年 3 月閲覧）より許諾を得て転載］

透析を始めると膠原病は軽くなるって本当？

- 透析を導入した SLE の活動性が安定することについては，1974 年の Fries による報告が最初と言われています．しかし，その後も透析導入後の SLE 再燃の報告は散見され，実際は透析導入後もステロイドや免疫抑制薬の完全な中止をしない症例が多いようです．

- 2012 年のKDIGO（Kidney Disease: Improving Global Outcomes）のガイドラインでは，腎外病変がなければ透析導入した ANCA 関連血管炎に対する免疫抑制は中止・漸減して良いとされています．ただ再燃がないわけではないので，定期的に CRP，MPO-ANCA，胸部 X 線の経過観察は行うべきと考えます．

TAKE HOME MESSAGE

- 膠原病の腎障害では，障害されやすい病変の主座があることを理解しましょう（表 1）．
- 病変の主座に特徴的な検査所見（特に尿所見）に注意を払うことで，腎障害の早期発見に努めましょう．

Column どのくらいの腎機能で腎代替療法の話をするか，そして始めるか

- GFR 15 〜 30 mL/分/1.73 ㎡ で腎代替療法（血液透析，腹膜透析，腎移植）のオプション提示を行います.
- 血液透析や腹膜透析の場合は GFR 15 mL/分/1.73 ㎡ 以下でシャント手術や腹膜透析カテーテル作成などの準備をし，GFR 10 mL/分/1.73 ㎡ 以下で透析導入を行います. 溢水，電解質異常，尿毒症などが顕在化している場合はより早い導入のこともあります.
- 若い患者さんは両親やパートナーからの生体腎移植（先行的腎移植）を希望されることも多く，術前評価には半年〜1年かかるため，GFR 20 〜 30 mL/分/1.73 ㎡ で術前評価を開始し，15 mL/分/1.73 ㎡ で移植を行うことが多いです.
- 透析に至っていなくても，進行性の腎障害がある GFR 15 mL/分/1.73 ㎡ 未満である患者さんならば献腎移植登録ができます.
- 健常者ならば GFR は 1 年あたり 1 mL/分/1.73 ㎡ 低下していきますが，GFR 50 mL/分/1.73 ㎡ 以下では 2 倍以上のスピードで腎機能が落ちていきます. 患者さんの受け入れも考えると時間は思ったよりも少ないことが多く，早めの腎臓専門医への協診開始が望ましいでしょう.

文 献

1) 日本腎臓学会：エビデンスに基づく CKD 診療ガイドライン 2018 <https://cdn.jsn.or.jp/data/CKD2018.pdf>（2019年3月閲覧）
2) 日本腎臓学会：薬剤性腎障害診療ガイドライン 2016 <https://cdn.jsn.or.jp/academicinfo/report/CKD-guideline2016.pdf>（2019 年 3 月閲覧）

18 膠原病の神経障害は初期症状に注意！

結論から先に

- 全身性エリテマトーデス（SLE）の精神神経症状（neuropsychiatric systemic lupus erythematosus：NPSLE）は非常に多彩であり，NPSLE の中枢神経障害は神経症状と精神症状に分類されます．
- SLE の精神症状は，疾患活動性と無関係に出現することが多く，MRI で異常所見がみられないことがしばしばあるため，診断が難しいです．
- 神経ベーチェット病には急性型と慢性進行型の 2 病型があります．
- 慢性進行型神経ベーチェット病は難治性で，認知症などの精神症状が進行し，通常の生活を営めなくなってしまいます．メトトレキサート（MTX）の少量パルス療法が有効です．
- SLE の精神症状および慢性進行型神経ベーチェット病の診断に，髄液 IL-6 の測定（保険適用外）が有用です．

膠原病の神経障害のとらえ方

- 以下の 2 つに分けて理解していきましょう．

①脳や脊髄が侵される中枢神経系の障害
②そこから分かれて全身の器官・組織に分布する末梢神経系の障害

1 膠原病の末梢神経系の障害

- 頻度が高いのは，結節性多発動脈炎や ANCA 関連血管炎（顕微鏡的多発血管炎，好酸球性多発血管炎性肉芽腫症）でしばしばみられる**多発性単神経炎**です．
- 多発性単神経炎は，血管炎により神経の栄養血管が障害されることで生じます．症状は，複数の神経の支配領域に沿った**異常知覚，感覚低下，脱力**などで，これらは血管炎の早期の徴候として出現します．

2 シェーグレン症候群の末梢神経系の障害

- 背景に血管炎の存在が示唆される多発性単神経炎に加え，筋力低下や筋委縮を伴わない感覚性ニューロパチーがみられます．
- 感覚性ニューロパチーは，深部感覚の障害による感覚失調性ニューロパチーと，四肢のジンジンとした異常感覚を主体とする有痛性ニューロパチーに分類されます．

3 膠原病の中枢神経系の障害

- 代表的なのは，SLE とベーチェット病で，後に詳しく解説します．
- その他にも，抗リン脂質抗体症候群や血管炎でみられる脳血管障害や混合性結合組織病でみられる無菌性髄膜炎などがあります．

SLE の中枢神経障害はどのように分類されるか

- SLE の精神神経症状は NPSLE と呼ばれ，米国リウマチ学会（ACR）により 19 の症候に分類されています[1]．中枢神経系だけでも 12 の症候があり，非常に多彩であることが分かります（**表 1**）．

表1 ACRによるNPSLEの分類

中枢神経系		末梢神経系
神経症状/局所徴候	精神症状/びまん性徴候	
無菌性髄膜炎	急性錯乱状態	急性炎症性脱髄性多発根神経炎
脳血管障害	不安障害	自律神経障害
脱髄性症候群	認知障害	単神経炎（単性/多発性）
頭痛	気分障害	重症筋無力症
運動障害（舞踏病）	統合失調症様精神異常	脳神経障害
脊髄症		神経叢障害
てんかん性障害		多発神経炎

［文献1より作成］

- 重要な点として，**NPSLEの中枢神経症状を神経症状と精神症状，あるいは病変の局在の観点から，前者を局所徴候，後者をびまん性徴候と分類していること**に注目して下さい.
- 頻度が高いのは，精神症状と神経症状の脳血管障害とてんかん性障害です.

SLEの中枢神経障害と疾患活動性との関連は

- SLEの中枢神経障害が，血清補体価や抗DNA抗体価などの全身の疾患活動性と相関しない時期に出現する場合があります.
- 特に，腎症や血球減少などの重要臓器病変の増悪に対して，ステロイドを増量した後に，潜在的に進行していた精神症状が出現する場合があります. このようなケースでは，ステロイドの副作用によるステロイド精神病との鑑別もあり，通常の検査だけでは診断が難しくなります.

SLEの中枢神経障害の診断は

● 神経診察，髄液検査，MRIなどの画像および脳波の所見から総合的に判断します．MRIは病巣の確認に重要な検査ですが，精神症状では異常所見がみられないことがしばしばあります．

● 感染性髄膜炎や，シクロスポリンやタクロリムスによる可逆性脳血管攣縮症候群（reversible cerebral vasoconstriction syndrome：RCVS）の除外が必要です．

● 診断の難しいSLEの精神症状に対して，厚生労働省研究班の多施設共同研究により，髄液IL-6値4.3 pg/mL（保険適用外）をカットオフ値とした場合，感度87.5％，特異度92.3％で診断可能と報告されています[2]．

● IgG indexを読者の皆さんもしばしば測定していると思いますが，SLEの精神症状の診断において有用性が乏しいことが明らかにされています[2]．

SLEの精神症状に対する髄液IL-6以外の診断方法はある？

● SLEの精神症状に髄液IL-8の関与が報告されています．髄液IL-8値は院外検査で容易に測定可能ですが（保険適用外），多施設共同研究による報告がないため，カットオフ値が不明です．北里大学の石川らの報告によると，ループス精神病患者35例の髄液IL-8値を測定したところ，108.5 ± 37.2 pg/mLという結果が得られました．

● 自己抗体では，血清中の抗リボゾームP抗体（保険適用外ですが，院外検査で測定可能），髄液中の抗神経細胞抗体や抗NMDA（N-metyl D-asparate）受容体抗体などがSLEの精神症状と関連することが明らかにされています．

SLE の中枢神経障害の治療方針は

- 治療は高用量ステロイドが基本となり，重症度や症状の進行次第で，ステロイドパルス療法やシクロホスファミド（CY）パルス療法の追加を考慮しましょう．特に急性錯乱状態においては CY パルス療法を施行した方が，予後が良好になる可能性が示唆されています．

神経ベーチェット病の分類と特徴は？

- ベーチェット病は，その特殊病型として神経ベーチェット病と呼ばれる中枢神経障害をきたします．神経ベーチェット病は，臨床症状と治療反応性から，以下の2病型に分類されます．

①急性型神経ベーチェット病
②慢性進行型神経ベーチェット病

1 急性型神経ベーチェット病の特徴は？

- 急性型は通常，急性ないし亜急性の髄膜脳炎，脳幹脳炎として発症します．症状としては，発熱，頭痛に加え，片麻痺や脳神経麻痺などの様々な局所神経徴候を伴います．
- 髄液検査では，蛋白増加，細胞数増加（$6.2/mm^3$ 以上）[3] が認められ，髄液 IL-6 値（保険適用外）の著明な上昇がみられます[3]．MRI の T2 強調画像や FLAIR 画像において，障害部位は高信号域として描出されます．
- シクロスポリン使用中のベーチェット病患者に急性型の神経ベーチェット病が誘発されることがあります．もちろん，このような患者さんに対するシクロスポリンの再投与は禁忌となります．

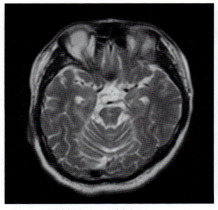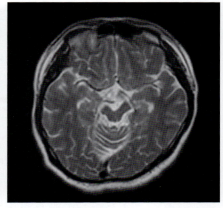

図1　慢性進行型神経ベーチェット病患者の頭部単純 MRI T2 強調画像
33 歳男性．脳幹，小脳の萎縮を認める．

2 慢性進行型神経ベーチェット病の特徴は？

- 一方，神経ベーチェット病患者の中には，免疫抑制治療に抵抗性で，認知症や人格変化などの精神症状が徐々に進行する群があり，慢性進行型神経ベーチェット病と呼ばれています[4]．
- 神経症状では，上記精神症状に加え，体幹失調や構語障害がみられます[4]．MRI では小脳や脳幹の進行性の萎縮が特徴的です（図1）．
- 慢性進行型は，まず急性型が先行して発症し，その後数年の間隔をおいて出現してくることが多いことが分かっています[4]．
- 慢性進行型の髄液所見は，細胞数の増加はわずかなのに髄液 IL-6 値（保険適用外）が数ヵ月以上持続的に高い（17.0 pg/mL 以上）[3] のが特徴です．したがって，急性型の症例では，症状が安定したら，髄液 IL-6 値が 17.0 pg/mL 未満に下がりきっているかどうか確認することが非常に重要です．

- また，慢性進行型では，HLA-B51 陽性（保険適用外）や喫煙が，高いリスク因子になっています[3]．このような症例では，髄液 IL-6 値の経過を注意深く追いましょう．

急性型神経ベーチェット病と
慢性進行型神経ベーチェット病の治療方針の違いは

- 急性型神経ベーチェット病には，その急性期に中等量以上のステロイドあるいはステロイドパルス療法で寛解導入が可能であり，コルヒチンの投与が再発予防に有効です[5]．一方，アザチオプリン，シクロホスファミド，MTX などの免疫抑制薬の投与は，急性型の再発予防には効果が乏しいことが示されています[5]．
- 生物学的抗リウマチ薬インフリキシマブは急性型の発作予防に対する効果が期待でき，2015 年に承認されています．
- 慢性進行型神経ベーチェット病には，ステロイド，アザチオプリン，シクロホスファミドは無効であり[4]，ステロイド主体の治療を続けていると患者さんの症状は進行し，最終的には通常の生活を営めなくなってしまいます．
- 慢性進行型神経ベーチェット病に有効なのは，関節リウマチに対する治療と同様に MTX の少量パルス療法になります[4]．MTX への反応が不十分な場合，インフリキシマブ 5 mg/kg を追加併用します[5]．

TAKE HOME MESSAGE

膠原病の中枢神経障害で髄液 IL-6 値の測定が診断の鍵となるのは,
①SLE の精神症状（カットオフ値 4.3 pg/mL）
②慢性進行型神経ベーチェット病（カットオフ値 17.0 pg/mL）

文　献

1）ACR Ad Hoc Committee on Neuropsychiatric Lupus Nomenclature. Arthritis Rheum. 1999; **42**: 599
2）Hirohata S, et al. Clin Rheumatol. 2009; **28**: 1319
3）Hirohata S, et al. Mod Rheumatol. 2012; **22**: 405
4）Hirohata S, et al. Clinical Immnol Immunopathol. 1997; **82**: 12
5）Hirohata S, et al. Mod Rheumatol. 2014; **24**: 961

19 膠原病の消化器病変にまつわるトピックスは？

結論から先に

- 原発性胆汁性肝硬変は原発性胆汁性胆管炎に病名が変わりました．
- B型肝炎ウイルス（Hepatitis B virus：HBV）に感染した患者さんでも免疫抑制療法をあきらめる必要はありません．
- 慢性炎症性疾患に伴う臓器へのアミロイド沈着は，抗炎症療法により改善することもあります．

原発性胆汁性肝硬変から原発性胆汁性胆管炎へ

1 なぜ病名が変わったのか？

- 肝硬変に至る患者さんの数が減ったからです．「慢性関節リウマチ」という病名から「慢性」の語が取れたのと同じような理由です．
- 英語名は primary biliary cirrhosis から primary biliary cholangitis に変わっただけなので，略称は"PBC"のままです．
- 肝硬変に至る患者さんが減ったのは，健康診断などで早期に発見・診断され，ウルソデオキシコール酸（UDCA）を長期内服する患者さんが増えたからです[1]．PBC治療におけるUDCAは，関節リウマチ治療におけるメトトレキサートと同じくらい重要です．

② 膠原病関連疾患との関わりは？

> ○PBC は中年以降の女性に好発し，約1割の患者さんが
> シェーグレン症候群（SS），関節リウマチ（RA），慢性甲
> 状腺炎などの自己免疫疾患を合併します[2]．

- SS や RA の患者さんに胆道系酵素の上昇がみられたら，抗ミトコンドリア抗体（anti-mitochondrial antibody：AMA）を測定（間接蛍光抗体法あるいは ELISA 法）して，専門医への紹介を検討します．

③ 専門医へ紹介するタイミングは？

- **確定診断を下すとき**；AMA は PBC の90％で陽性になりますが，例え AMA が陰性でも肝胆道系酵素の値が変動するときは消化器病（肝臓）専門医に紹介して診断を確定し，何が原因であっても肝硬変への進展を防ぐことが大切です．
- **無症候性 PBC と診断されている患者さんが症候性となったとき**；PBC の初期は無症状ですが，進行するとかゆみを訴え，さらに進行すると黄疸が出現します．黄疸が出現したら肝移植も検討しなくてはなりません．

④ 一般医の診療でも良い場合は？

- 無症状の患者さんを説得して何十年も UDCA を飲ませ続けるのは，むしろ身近なかかりつけ医の方が適役かもしれません．ただし，専門医による定期的な画像検査は必要です．

Column　肝硬変症と SS の診断はトリッキー？

- ・全身倦怠感，食欲不振，汎血球減少，高ガンマグロブリン血症と血沈の亢進は，肝硬変症と SS に共通してみられる所見です．
- ・SS の患者さんに肝硬変症が合併していても，リウマチ医は「訴え

が多いのも，汎血球減少症も SS なんだから仕方ない」と考えが
ちです．逆に肝硬変症の患者さんが関節痛などを訴えると「リウ
マチ性疾患でしょうか？」とリウマチ科に紹介されることもあり
ます．黄疸が出てから慌てないように，汎血球減少症を呈する患
者さんを診たら，その患者さんがいかに膠原病関連疾患らしくて
も，一度はプロトロンビン時間（PT）を調べておきましょう．

・肝硬変症の患者さんに SS が合併していることに気づかなくても
あまり問題にはなりませんが，SS の患者さんに肝硬変症が合併し
ていることに気づかなかったら，生命予後に関わる問題となりま
す．肝硬変になっても肝移植という治療法の選択肢はありますが，
誰の肝臓を移植するか決まらないうちに，静脈瘤が破裂して吐血
しながら患者さんが亡くなるのはかなり悲惨な光景です．

・肝硬変への進展を防ぐ治療法の選択肢は増えているので，治療開
始時期を逸することのないように注意が必要です．

HBV 感染者に対する免疫抑制療法

1 免疫抑制療法による B 型肝炎関連死は増えたか？

● 「肝不全」という観点からみると，わが国で 2010 年から 2015
年の間に急性および遅発性肝不全として報告された 1,603 例の
うち，HBs 抗原陽性キャリアの 33 例と HBV 既往感染 31 例は
免疫抑制・化学療法後に発症しており，うち 53 例が死亡して
いました[3]．

● 数として「増えている」かどうか結論づけるような正確な統計
処理は難しいと考えられます．「免疫抑制療法後の HBV 再活
性化による肝炎（de novo 肝炎）」という知識が一般化する前は，
そのような肝不全例は「薬物性肝障害」という病名に分類され
ていたのではないかという疑念がどうしても拭えず，本当に免
疫抑制療法後の de novo 肝炎をこれまでの調査で拾いきれて
いたか誰も答えようがありません．

② 薬剤別 de novo 肝炎発症のリスク

- 免疫抑制薬ではリツキシマブが最も de novo 肝炎発症のリスクが高いと評価されています．その他の薬剤については今のところ目立った差はないようです．

③ HBV 感染者に対して免疫抑制療法を行うときの注意点は？

- 治療開始前はガイドライン[4]に従ってスクリーニング検査を行います．日本肝臓学会のホームページに詳細のチャートが掲載されています．もし患者さんが**HBs 抗原陽性だったら，ALT が正常値でも消化器病（肝臓）専門医に紹介してから治療を始めましょう**．すでに肝臓がんが発生しているかもしれません．HBs 抗体あるいは HBc 抗体が陽性の場合も，可能な限り治療前，時間がなかったら治療開始後でも良いので，患者さんを専門医に紹介して画像検査を受けてもらいましょう．

- **免疫抑制療法中に万が一肝炎を発症したら，免疫抑制療法は中止せず，すみやかに消化器病（肝臓）専門医に紹介しましょう．**免疫抑制薬は肝炎に対しても抑制効果を発揮しています．不用意に免疫抑制療法を中止するとかえって肝炎が増悪しますので，安易に「薬物性肝障害」と診断して免疫抑制薬を中止したまま経過を観察したりしないようにしましょう．今は効果の高い抗ウイルス薬があるので，治療のタイミングを逃さないことが大切です．

- 免疫抑制療法を中止する際は「B 型肝炎のスクリーニング検査をしていたかな？」と確認しましょう．案外抜けていたりするものです．

臓器に沈着したアミロイドは抗炎症療法により減る

1 膠原病関連疾患とアミロイドの関係は？

● 不溶性蛋白のアミロイドは臓器に沈着して様々な機能障害をもたらしますが，中でもアミロイドA（AA）は慢性炎症性疾患や悪性腫瘍などに合併し，二次性または反応性のアミロイドーシスを発症させます．特に消化管は沈着しやすく，早期から下痢や腹部膨満など様々な症状を呈し，また生検によりAAの沈着を証明しやすい臓器でもあります．

● 二次性アミロイドーシスの原因となる慢性炎症性疾患はRAが最も多く，家族性地中海熱などの自己炎症性疾患でも多量のAAが産生され，臓器に沈着します．いずれにせよ，一度臓器に沈着したAAが減ることはないと考えられてきました．

2 臓器に沈着したアミロイドを減らす方法は？

● ステロイドの全身投与だけでは臓器に沈着したAAを減らすことはできませんでした．従来の抗リウマチ薬でも不十分でした．

● 生物学的抗リウマチ薬が慢性炎症性疾患に用いられるようになり，AAの臓器沈着が改善する例が報告されるようになりました[5]．特に消化管は内視鏡検査で肉眼的にも組織学的にもその可逆性を容易に観察できます．

TAKE HOME MESSAGE

- 肝硬変症は不可逆的．膠原病関連疾患の患者さんに肝胆道系酵素の変動がみられたら，消化器内科医と連携して原因をつきとめ，肝硬変に至らないような治療を行いましょう．
- 膠原病関連疾患に合併した二次性アミロイドーシスは，AAの産生を十分抑制できるような治療を行えれば可逆的．AAの沈着は特に消化管で観察しやすいです．

文　献

1) 厚生労働省難治性疾患克服研究事業「難治性の肝・胆道疾患に関する調査研究」班：原発性胆汁性胆管炎（PBC）診療ガイドライン，2017

2) Hirohara J, et al. Epidemiology and natural history in Japan. Autoimmune Liver Diseases. Ohira H（ed），Springer, p201-213, 2014

3) Nakao M, et al. J Gastroenterol. 2018; **53**: 752-769

4) 日本リウマチ学会：B型肝炎ウイルス感染リウマチ性疾患患者への免疫抑制療法に関する提言（第4版改訂版），2014 <http://www.ryumachi-jp.com/info/news140423.pdf>（2019年3月閲覧）

5) Okuda Y. Mod Rheumatol. 2019; **29**: 268-274

20 皮膚病変からみつかる膠原病

結論から先に

- 膠原病では多彩な皮疹がみられますが，特に紅斑，紫斑，潰瘍，リベドが比較的頻度の高い所見であり，軽症な皮疹であっても見逃さないことが重要です．
- 乾癬性関節炎では，頭部および殿部の角化性紅斑や，爪甲横溝および爪甲剥離が出現することが多く，重要な所見です．

膠原病でみられる皮膚所見とは？

- 膠原病においては，全身性エリテマトーデス（SLE）でみられる蝶形紅斑や，皮膚筋炎（DM）でみられる Gottron 徴候に代表されるように，疾患に応じた特異疹があり，診断的価値が高いとされています．
- その一方，臨床の現場では非特異的な皮疹に遭遇する機会も非常に多く，われわれ皮膚科医もしばしば診断に苦慮します．
- 皮膚科医は日ごろより皮疹を診た際に，発疹学に基づき，紅斑，紫斑，丘疹，結節，水疱，膨疹，鱗屑，潰瘍，苔癬，リベドなど，多彩な所見名を用いて評価します．膠原病では特に紅斑，紫斑，潰瘍，リベドがみられることが多いです．

膠原病で特によくみられる皮膚所見

1 紅斑

- 紅斑は，真皮浅層における血管拡張により生じます．
- 特に炎症を伴うものを**滲出性紅斑**と表現し，浸潤を触れる場合が多く，膠原病において比較的頻度の高い所見です．
- **蝶形紅斑**は SLE の急性型皮疹であり診断的価値が高い所見です．皮膚筋炎においても顔面に類似した浮腫性紅斑が生じますが，左右非対称かつ形が不整であることが多い点で鑑別することができます．
- **環状紅斑**は SLE およびシェーグレン症候群（SS）においてみられ，辺縁が堤防状に隆起するのが特徴的です．
- **ショール徴候および scratch dermatitis** は DM でみられる所見ですが，**図 1-a** のように所見が弱い場合もあり，見逃さないことが重要です．
- **サーモンピンク疹**は成人スチル病でみられ，発熱と同時に出現し，通常，色素沈着を残しません（**図 1-b**）．

2 紫斑

- 紫斑は，血液が血管外へ漏出することにより生じ，**硝子圧法で消退しないのが特徴**です．
- 紫斑を生じる機序として，血小板異常，凝固因子異常，血管脆弱性，血管炎，血中異常蛋白，血管内圧上昇のいずれか[1]を考えることが必要です．
- 典型的には IgA 血管炎や ANCA 関連血管炎などで浸潤を触れる紫斑がみられますが，SS の患者さんに高ガンマグロブリン血症性紫斑として生じる場合もあります（**図 1-c**）．
- SLE における血管炎型皮疹では高率に中枢神経症状を生じる[1]ため，注意すべき所見です．

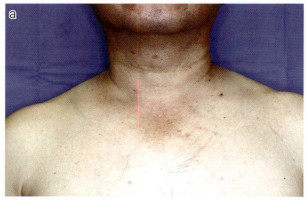
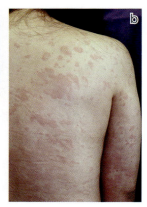
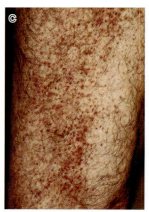
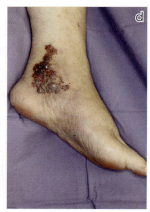

図1　膠原病でよくみられる皮膚所見
a. 皮膚筋炎の患者：前胸部Vネックゾーンに淡い紅斑があり，周囲に線状の紅斑，いわゆる scratch dermatitis がみられる．
b. 成人スチル病の患者に生じたサーモンピンク疹
c. SS の患者に生じた高ガンマグロブリン血症性紫斑
d. 好酸球性多発血管炎性肉芽腫症の患者に生じた紫斑および血疱

3 潰　瘍

- 潰瘍は，真皮から皮下組織に至る組織欠損です．
- 血管炎や末梢循環障害により生じることが多く，紫斑から血疱を形成し（**図1-d**），最終的に潰瘍化することをしばしば経験します．

140

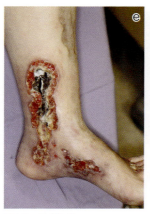 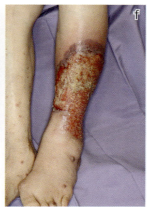 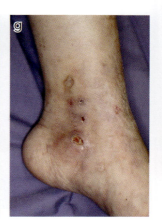

図 1 の続き
e. APS の患者に生じた下腿潰瘍
f. 関節リウマチの患者に生じた巨大潰瘍：近医で外用治療を行われるも難治で，当科を紹介受診した．壊疽性膿皮症と診断し，この後，ステロイド全身投与による治療を開始し，比較的速やかに潰瘍は縮小し，上皮化した．
g. e と同症例の初診時臨床所見：足背から足底にかけて紫紅色の網状斑がみられる．内顆に爪甲大の潰瘍を生じている．

> ○ **強皮症における指尖潰瘍が有名です．**

- 悪性関節リウマチや，SLE に伴う抗リン脂質抗体症候群（anti-phospholipid syndrome：APS）では，病勢の増悪により難治性潰瘍を生じることがあります（**図 1-e**）．
- 原病に対しステロイドの長期全身投与が行われ，皮膚菲薄化をきたした症例では，上皮化が遷延することも多いです．
- ただし，関節リウマチに合併する壊疽性膿皮症の潰瘍（**図 1-f**）は，ステロイド全身投与により比較的速やかに上皮化します．

4 リベド
- 皮膚小動脈の血流減少と小静脈のうっ血により生じる<u>暗赤紫色の網状斑</u>[2]です．

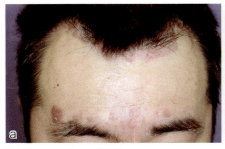 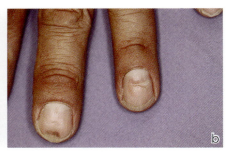

図2 PsAの所見
a．PsAの患者に生じた前額部生え際の角化性紅斑
b．PsAの患者に生じた爪甲横溝

- 血管炎の他，SLEや悪性関節リウマチおよびその他の膠原病でもみられます[2]．
- APSにおいて本所見が初発症状となる場合があり（**図1-g**），初診時にみた場合はその後の経過に注意を払う必要があります．
- 寒冷刺激で生じるもの（生理的大理石様皮膚）や，ヒーターなどの暖房器具による温熱刺激で生じるもの（温熱性紅斑）も日常診療においてしばしば遭遇します．

乾癬の見分け方：関節痛を生じる炎症性角化症

- 乾癬は表皮のターンオーバー時間が極端に短縮することにより生じる原因不明の疾患です．

  ○ 関節炎を合併したものを乾癬性関節炎（psoriatic arthritis：PsA）と称し，しばしば手指関節が侵され，関節リウマチとの鑑別が問題となります．

- 一般的にPsAでは皮疹が関節痛に先行して生じることが多いとされ，特に頭部，殿部，爪甲の病変を有する症例でPsAの

発症リスクが高い傾向[3]があります.

- 頭部では前額部や後頚部の生え際に角化性紅斑がみられることが多く（**図2-a**），爪甲の病変としては横溝（**図2-b**）や剥離が多いとされます.

- 頭部や殿部，体幹四肢の角化性紅斑には第一選択としてステロイド外用薬および活性型ビタミンD_3外用薬を使用します．近年は両者の合剤が開発され，広く使用されています.

- 重度の爪甲病変に著効する外用薬は存在しないのが現状ですが，生物学的製剤の使用例において爪甲病変が改善する症例も存在します.

TAKE HOME MESSAGE

- 皮膚病変は膠原病の診断の一助となりうるため，軽微な皮疹でも見逃さないことが重要です.
- 一般医が紅斑，紫斑，潰瘍，リベドといった膠原病でみられやすい皮膚所見を理解することで，速やかに皮膚科医と連携をとり，より適切に診療することができます.
- 関節痛で膠原病内科を受診した患者さんに皮疹がみられた際は，乾癬性関節炎を念頭に置き，特に頭部，殿部，爪甲の病変がないかを確認します.

文　献
1）土田哲也：SLEでみられる皮膚病変.皮膚科膠原病診療のすべて，古江増隆（総編集），中山書店，p34-39，2011
2）土田哲也．Visual Dermatology. 2018; **17**: 514-519
3）佐野栄紀：乾癬・関節症性乾癬の病態と治療.日脊椎関節炎会誌. 2012; **4**: 7-12

21 小児の膠原病はどこまで診ていい？

結論から先に

- 小児期も膠原病・リウマチ性疾患の発症がみられます．成人より有病率は低いですが，ほぼ成人と同様の疾患がみられます．
- 発症年齢の違いは，重症度・臨床所見・合併症・予後などに大きく影響します．また，診断・治療・管理を考える上で，小児特有の生理学的特徴・薬物動態や保険適用の違い，成長による身体・心理的変化を考慮する必要があります．
- そのため，小児リウマチ診療に精通した医師と連携すること，長じては成人リウマチ診療医と連携すること（移行期医療）が重要です．

小児の膠原病・リウマチ性疾患にはどんな疾患があるの？

- 小児で比較的よくみられる膠原病・リウマチ性疾患を挙げました．小児期発症とは主に16歳未満発症をいいます．疾患によって成人発症例とは発症メカニズムが異なるため，若年性○○，小児○○，小児期○○などと呼び分けられているものがあります（**表1**）．
- なお，血管炎症候群に含まれる川崎病は，self-limited な疾患であり，単回エピソードで寛解することが多く，重篤な合併症である冠状動脈病変のマネジメントが主体であるため，通常は循環器疾患として扱います．

表1 小児にみられる膠原病・リウマチ性疾患（代表的なもの）

結合組織病	小児全身性エリテマトーデス，小児期シェーグレン症候群，若年性多発性筋炎/皮膚筋炎，混合性結合組織病，強皮症
特発性炎症性関節炎	若年性特発性関節炎，反応性関節炎，腸炎関連関節炎
血管炎症候群	高安動脈炎，ANCA 関連血管炎，川崎病，結節性多発血管炎（結節性多発動脈炎）
軟骨炎	再発性多発軟骨炎
血栓性疾患	抗リン脂質抗体症候群
全身炎症性疾患	ベーチェット病，自己炎症性疾患

患者さんはどのくらいいる？

- わが国における過去の疫学調査では，全身型若年性特発性関節炎（systemic juvenile idiopathic arthritis：sJIA）は小児 10 万人当たり約 4 人[1]，関節型若年性特発性関節炎（articular JIA：aJIA）は約 5 人[1]，小児全身性エリテマトーデス（systemic lupus erythematosus：SLE）は約 4 人[2]，若年性多発性筋炎/皮膚筋炎（juvenile polymyositis/dermatomyositis：JPM/JDM）は 1.7 人[3]，小児期シェーグレン症候群（childhood Sjögren's syndrome：cSS）は 1.25 人[4] と報告されています．

- 成人の有病率と比較すると，sJIA は成人スチル病とほぼ同じ，aJIA は関節リウマチの 1/200，小児 SLE は成人発症例の 1/9，JPM/JDM は成人発症例の 1/10，cSS は成人発症例の 1/35 程度の割合で，疾患により違いがみられます．このことから，同一・類似の疾患名であっても，小児の病態は成人と大きく異なることが示唆されます．

成人とどう違うの？

- 疾患によって違いますが，大きく分けて 3 タイプあります.

①成人と同一の臨床所見・病態があり，より若年で発症した
　もの
②成人と同様の臨床所見を認めるが，小児特有の病態・経過
　を示すもの
③特有の臨床所見・病態があり，小児にのみみられるもの

- ①の代表は sJIA/成人スチル病や小児 SLE です．膠原病・リウ
マチ性疾患の発症には遺伝的因子と環境因子がありますが，こ
のタイプは発症が幼少であればあるほど遺伝的因子の関与が強
く重症です.
- ②の代表は JPM/JDM, cSS です．このタイプは臓器障害・合
併症の起こり方や予後が異なります．例えば JPM/JDM では成
人発症例と比べ，間質性肺炎や悪性疾患の合併が少ないが皮下
石灰化が多い，無治療寛解しやすい，自己抗体と臨床所見の相
関が異なるなどの特徴があります．小児期シェーグレン症候群
では腺症状は少なく，腺外症状（発熱，関節痛，皮疹など）が
多いという特徴があります．これら病態の違いについて，詳し
いことはまだ分かっていません.
- ③の代表は aJIA です．発症のピークが小児早期にあり，関節
炎の起こり方も特徴的です．抗核抗体の関与，眼の合併症，無
治療寛解率などが成人の関節リウマチとは病態が大きく異な
り，国際的にも別疾患と位置づけられています.

146

診断・治療は具体的にどうする？

- 疾患の多くは**小児慢性特定疾病**の対象であり，わが国ではこの制度の認定基準を用いて診断します．JIA の認定基準は国際リウマチ学会により定められた定義・分類です．その他の疾患については，小児の特徴に合わせて本邦独自の基準が作成されていますので，小児では上記認定基準を用いる点に注意します．また，体格の違いから成人と基準値が異なる項目があります．例えば，マトリックスメタロプロテアーゼ-3（MMP-3）は，健常児では 15 ng/mL 以下になることが多いとされます[1]．

- JIA，小児 SLE，JDM，cSS はそれぞれ診療の手引きが公表されており，これに沿って検査・治療を進めます[1-4]．小児の治療を考えるときは，保険適用に注意します．特に JIA では，JIA に適応を有する薬剤・剤形・用法用量を使用します（関節リウマチとは異なります）．

- 小児用量が定まっている薬剤は，体重や体表面積から投与量を計算しますが，成人の最大用量を超えない範囲で使用します．

- 小児は成長期であるため，低身長の原因となるステロイドは慎重に使用します．できるだけ低用量を目指し，長期間・漫然と使用することを避けます．

- ステロイド無効・依存例は早めに治療のステップアップを考えます．診断に迷う症例，診療の手引きに従っても寛解が得られない症例，ステロイドの減量が進まない症例，重篤な合併症を認める症例では，早めに小児リウマチ専門施設にコンサルトしましょう．

管理はどうする？

- 治療の効果は，それぞれの疾患活動性指標を用いて評価します．JIA では juvenile arthritis disease activity score-27（JADAS-27）を用いますが，その他の疾患は成人と共通です．**小児期は定期予防接種を全部終えていないことがありますが，ステロイド・免疫抑制薬・生物学的抗リウマチ薬使用中の生ワクチンは禁忌**です．保護者に上記の注意喚起を行い，可能であれば治療開始前の接種を検討します．

- 疾患の存在や治療・通院/入院によって，学校生活や就学/就職など社会面に与える影響を考慮します．近年，治療の進歩により，健常児と変わらない生活が可能になっている反面，一般社会における疾病認知は進んでいません．ときに運動や屋外活動時の配慮が必要な場合もあり，関係者に周知します．特に入院患者さんが退院する際は，疾患・治療に配慮した上でできるだけ生活制限を最小限にし，早期に社会復帰するため，コメディカルや学校関係者との面談・カンファレンスを行います．

- JIA や JDM の患者さんの一部では，無治療寛解を達成する例があります．しかし，すべての症例・疾患で無治療寛解を目指すわけではなく，寛解例の予測も不可能です．治療・管理の目標は，まずは適切な治療を行いつつ寛解/非活動状態を維持し，臓器障害・合併症を最小限にすることです．

- 若年成人になれば，成人期の疾患・病態や妊娠・出産の問題が出てきます．いずれは成人リウマチ診療科に転科することになるのですが，この思春期～若年成人期における医療プロバイダの移行・意思決定の自立/自律・セルフケアの確立までの流れを**移行期医療**と呼びます．

● 小児期から慢性疾患をもつ患者さんは，疾患や治療・療養生活のため，何かしら身体的（体格や内分泌能など）・心理的・社会的未熟性を持つといわれています．成人になってから対応するのでは遅く，前思春期頃から支援を開始することが重要で，国・地域・学会・医療機関が支援のためのシステム作りを進めています（2019 年現在）．

小児で利用できる医療制度は？

● 市町村など自治体の提供する**乳児/こども医療費助成制度**（年齢の上限と世帯収入の要件は自治体により異なる），**小児慢性特定疾病医療費助成制度**（新規 18 歳まで，継続 20 歳まで．重症度と世帯収入により自己負担金上限が異なる．「膠原病」では定期治療を必要とする症例が助成対象である）があります[5]．

TAKE HOME MESSAGE

- 子どもは大人のミニチュアではありません．また，新生児〜思春期までと広い世代を含むため，各年代間でも異なります．
- 小児の疾患を知ることは成人の疾患をより深く理解することにつながります．
- 慢性疾患の患児との関わりは，その子の人生に関わることでもあります．

文　献

1) 日本リウマチ学会：若年性特発性関節炎初期診療の手引き 2015，メディカルレビュー社，2015 年

2) 厚生労働科学研究費補助金・難治性疾患等政策研究事業 若年性特発性関節炎を主とした小児リウマチ性疾患の診断基準・重症度分類の標準化とエビデンスに基づいたガイドラインの策定に関する研究班 小児 SLE 分担班ほか：小児全身性エリテマトーデス（SLE）診療の手引き 2018 年版，羊土社，2018 年

3) 厚生労働科学研究費補助金・難治性疾患等政策研究事業 若年性特発性関節炎を主とした小児リウマチ性疾患の診断基準・重症度分類の標準化とエビデンスに基づいたガイドラインの策定に関する研究班 若年性皮膚筋炎分担班ほか：若年性皮膚筋炎（JDM）診療の手引き 2018 年版，羊土社，2018 年

4) 厚生労働科学研究費補助金・難治性疾患等政策研究事業 若年性特発性関節炎を主とした小児リウマチ性疾患の診断基準・重症度分類の標準化とエビデンスに基づいたガイドラインの策定に関する研究班 シェーグレン症候群分担班ほか：小児期シェーグレン症候群（SS）診療の手引き 2018 年版，羊土社，2018 年

5) 岡本奈美ほか：膠原病．小児慢性特定疾病診断の手引き，日本小児科学会（監），p451-513，診断と治療社，2016 年

22 従来型抗リウマチ薬，どう使う？

結論から先に

- 関節リウマチの診断が確定したら，**できるだけ早期に**従来型抗リウマチ薬（conventional synthetic disease modifying anti-rheumatic drugs：csDMARD）の投与を開始します．
- メトトレキサート（MTX）は関節リウマチ治療の中心と位置づけられており，"アンカードラッグ"と呼ばれています．
- 副作用の早期発見・早期治療のためには，きめ細かな診察と患者教育が重要です．

csDMARD とはどんな薬？

- 現在，わが国では 12 種類の csDMARD が保険適用となっています（**表 1**）[1]．関節リウマチと診断したらできるだけ早く治療を開始します．
- csDMARD には下記の特徴があります．
  ①全員に効果があるわけではありません．薬剤が有効（レスポンダー）か無効（ノンレスポンダー）かは，実際の投与によって判明します．
  ②効果の発現までは早くて 1 ヵ月，遅いと 2 ～ 3 ヵ月を要します．
  ③長年使用していると効果が減弱することがあります．エスケープ現象といいます．

表1　日本で保険適用となっている csDMARD

薬剤名	商品名	推奨*
金チオリンゴ酸ナトリウム	シオゾール®	弱
D-ペニシラミン	メタルカプターゼ®	
ロベンザリット	カルフェニール®	
オーラノフィン	後発品のみ	
ブシラミン	リマチル®	弱
アクタリット	オークル®, モーバー®	
サラゾスルファピリジン	アザルフィジン®	強
イグラチモド	コルベット®, ケアラム®	弱
メトトレキサート	リウマトレックス®	強
レフルノミド	アラバ®	弱
タクロリムス	プログラフ®	弱
ブレディニン	ミゾリビン®	

*『関節リウマチ診療ガイドライン2014』での推奨の強さ. 空欄はガイドラインでは不採用.　　　　　　　　　　　　　［文献1を参考に作成］

どの薬で治療を開始するか？

- 予後不良因子がある場合, 禁忌がない限りは **MTX が第一選択薬**となります.
- 予後不良因子は以下のとおり.

○ **身体機能制限**
○ **早期からの関節破壊進行**
○ **関節外症状**
○ **リウマトイド因子または抗 CCP 抗体高値陽性**

- 低疾患活動性の症例や高齢の患者さん, MTX が使用困難な場合は, MTX 以外の csDMARD で開始します.
- MTX 以外の csDMARD を第一選択とした場合でも, 通常量を2～3ヵ月使用して効果がなければ, **MTX への変更あるいは追加を考慮します**.

MTX の特徴は？

- MTX には，**高い有効率・継続率，骨破壊進行抑制，生活機能改善，生命予後の改善，心筋梗塞の発症率減少**など多大な利点があります．
- 一方で，以下のような欠点もあります．
  - ①有効性は高いのですが，新規抗リウマチ薬には及ばず，4割程度の患者さんには効果がありません．
  - ②他の csDMARD より効果発現は早いのですが，それでも約1ヵ月を要します．
  - ③骨髄抑制や間質性肺炎などの重篤な副作用があります．
  - ④高度な腎障害，肝障害，呼吸器障害がある方や妊婦さんには使えません．

具体的に MTX をどう処方する？

- 投与開始前にスクリーニングを行います．
  - ①末梢血液・生化学・尿検査に加え，肝炎ウイルス検査（HBs抗原，HCV 抗体，HBc 抗体，HBs 抗体），結核検査（インターフェロンγ遊離試験/ツベルクリン反応）を行います．
  - ②胸部 X 線検査は必須で，必要に応じて胸部 CT を撮影します．
- 原則 6 〜 8 mg/週で開始します．ただし高齢者など副作用を生じやすい患者さんは，低用量（2 〜 4 mg/週）で開始します．
- 投与方法は，1 週間の投与量を 1 回または 2 〜 4 回に分割して，1 〜 2 日間かけて経口投与します（**図 1**）．
- 1 ヵ月経過しても治療目標に達しない場合は増量します．通常は 2 mg ずつ，10 〜 12 mg/週まで漸増します．最大 16 mg/週まで増量できますが，肝障害など用量依存性の副作用が増えるため，10 〜 12 mg/週で効果がなければ他の csDMARD や生物

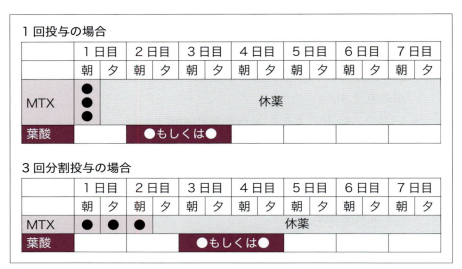

図1　MTXの投与法
●で投与.

　　学的抗リウマチ薬の併用を検討します.
- 用量依存性副作用の予防として，MTX最終投与の24〜48時間後に葉酸（フォリアミン®）5 mg 1錠内服が推奨されています（**図1**）．また，感染症予防のため肺炎球菌ワクチン，インフルエンザワクチンの接種を勧めます.
- 以下の患者教育を行います.
　①主な副作用の初期症状を説明し，気づいたら速やかに受診するよう指導します.

重症の口内炎	⇒	骨髄抑制
労作時息切れ・乾性咳嗽	⇒	間質性肺炎
38℃以上の発熱	⇒	感染症
リンパ節腫大	⇒	リンパ増殖性疾患

②高齢者では感冒⇒脱水⇒腎機能低下と容易に病態が進むため，風邪，食欲不振，全身倦怠感などが出現したときには内服を中止するよう指導して下さい.

MTX 以外の csDMARD をどう使うか

1 サラゾスルファピリジン

- 欧米を中心にエビデンスが豊富です. ただし，海外では 2,000 ～ 3,000 mg/日で治療されていますが，日本では 1,000 mg/日までしか投与できません.
- 500 mg/日から投与開始し，2 ～ 4 週後に 1,000 mg/日に増量します. 臨床効果が発現するまで通常 1 ～ 2 ヵ月かかります.
- 3 割に副作用が生じますが，一般に軽症な場合が多いです. 主な副作用は皮膚症状（発疹，瘙痒感）と消化器症状です. 9 割が投与開始 3 ヵ月以内に出現します.
- 他の抗リウマチ薬と比べ，腎障害の症例にも比較的安全に使用できます. 妊婦に使用しても流産や胎児異常は増えないと報告されています[2].

2 ブシラミン

- 日本で開発された抗リウマチ薬です. 欧米では使用されておらず，有効性に関するエビデンスは限定的ですが，国内の専門医からは経験的に評価されています.
- 50 ～ 100 mg/日より始めて漸増します. 300 mg/日まで増量できますが，副作用の頻度が高くなるため，200 mg/日以下の投与が推奨されています. 50 mg/日や 50 mg 隔日投与で効果が得られる方もいます. 効果発現には 1 ～ 3 ヵ月かかります.
- 副作用としては消化器症状，皮疹・瘙痒感が多くみられます. まれですが重篤な副作用としては間質性肺炎，骨髄抑制があり

ます.

- 数％に蛋白尿を認め，多くは続発性膜性腎症です．定期的に尿検査を行い，蛋白尿が出現したら休薬します．原因薬剤中止により改善しますが，ステロイド投与が必要な例もあります.

❸ **イグラチモド**

- 日本で開発され，2012 年に承認された薬です．臨床試験ではサラゾスルファピリジンと同等の効果が認められています．また，MTX 無効例に対する追加併用試験では，有意な改善を示したと報告されています [3].
- 25 mg/日を 4 週間以上投与し，その後 50 mg/日に増量します.
- ワルファリンを内服している方では抗凝固作用が増強し出血リスクが高まるため，投与禁忌です.
- 副作用として肝障害，消化管出血が確認されています.

専門医から継続加療を依頼されたら

- 最も気をつけるべきことは副作用の出現です．**年齢を重ねるに従い腎機能は低下し，薬の副作用が出やすくなります**．定期的な診察，血液検査，X 線検査が必要です.
- MTX の用量依存性副作用（肝酵素上昇，骨髄抑制，口内炎，消化器症状など）は同時に起こることがあるため，**口内炎が出たら他の副作用にも注意を払って下さい**.
- 疾患のコントロールが良好で副作用がなければ治療を継続します．長期寛解状態にある症例でも，治療を中止するとほぼ 100％再燃します.
- 一方，欧州リウマチ学会による関節リウマチ治療のリコメンデーション（2016 年）[4] では，「寛解が長期維持できた場合，csDMARD の減量を考慮しても良い」という項目が新たに加

わりました．ステロイド中止後も長期寛解が得られていれば，年齢や病状に応じて csDMARD を減量することは可能と思われます．

● 患者教育も重要です．特に MTX は内服方法が複雑なため，高齢の患者さんには繰り返し内服指導を行って下さい．

TAKE HOME MESSAGE

- 関節リウマチは，診断後早期に csDMARD で治療することにより予後が改善します．その中心となる薬剤が MTX です．
- 良好な疾患コントロールと副作用の早期発見のためには，定期的な経過観察が重要です．

文　献
1）日本リウマチ学会：関節リウマチ診療ガイドライン 2014，メディカルレビュー社，2014
2）Götestam Skorpen C, et al. Ann Rheum Dis. 2016; **75**: 795-781
3）Hara M, et al. Mod Rheumatol. 2014; **24**: 410-418
4）Smolen JS, et al. Ann Rheum Dis. 2017; **76**: 960-977

23 注目したい新規抗リウマチ薬

結論から先に

- 生物学的抗リウマチ薬，分子標的合成抗リウマチ薬は，関節リウマチ治療を飛躍的に改善させました[1].
- 有効性は高く，患者さんの状態が見違えるほど改善します．慎重なスクリーニングおよび経過観察は必要ですが，発売当時の懸念は払拭されてきています.

具体的にどういう薬なの？

- 生物学的抗リウマチ薬，分子標的合成抗リウマチ薬は，どちらも特定の分子をターゲットにした分子標的薬です.
- 生物学的抗リウマチ薬は，生物由来の蛋白を加工して作製された薬剤で，点滴や皮下注で用いられます．現在9種類あり，標的分子は腫瘍壊死因子（TNF；5種類），インターロイキン-6（IL-6；2種類）と，T細胞に抗原を提示する細胞上のcluster of differentiation 80/86（CD80/86；1種類），receptor activator of NF-kB ligand（RANKL；1種類）です（**表1**)[2].
- 分子標的合成リウマチ薬は化学的に合成された薬剤で，内服薬です．様々なサイトカインの受容体と関連するヤヌスキナーゼ（JAK）の阻害薬が2種類あります（2019年現在).
- 費用が高いのが難点です．同様の製剤である生物学的抗リウマチ薬後続品（バイオシミラー）は，先発品よりも薬価が安く，開発が進められています.

表1 関節リウマチに対して現在わが国で使用可能な生物学的抗リウマチ薬，分子標的合成抗リウマチ薬

薬剤名	標的	タイプ	構造	投与経路	バイオシミラー
インフリキシマブ	TNF-α	モノクローナル抗体	キメラ抗体	点滴静注	○
エタネルセプト	TNF-α, LT-α	受容体製剤	TNF 受容体-IgG Fc 融合蛋白	皮下注	○
アダリムマブ	TNF-α	モノクローナル抗体	完全ヒト型抗体	皮下注	
ゴリムマブ	TNF-α	モノクローナル抗体	完全ヒト型抗体	皮下注	
セルトリズマブペゴル	TNF-α	モノクローナル抗体	PEG 化 Fab	皮下注	
トシリズマブ	IL-6 受容体	モノクローナル抗体	ヒト化抗体	点滴静注 皮下注	
サリルマブ	IL-6 受容体	モノクローナル抗体	完全ヒト型抗体	皮下注	
デノスマブ	RANKL	モノクローナル抗体	完全ヒト型抗体	皮下注	
アバタセプト	CD80/86	受容体製剤	CTLA4-IgG Fc 融合蛋白	点滴静注 皮下注	
トファシチニブ	JAK 1・2・3	合成薬	-	内服	
バリシチニブ	JAK1・2	合成薬	-	内服	

［文献 2 を参考に著者作成］

有効性はどうか？

● 有効性は，従来型抗リウマチ薬と比較して高く，効果が出るのも非常に早いです．特に TNF 阻害薬は，時間単位で改善を実感する患者さんもいます．状態が良くなって，ゴルフや海外旅行を楽しんでいる方もたくさんいます．

〇臨床的有効性として痛みがとれたり関節の腫れがひいたり
するだけでなく，長期的な関節破壊抑制効果も証明されて
います[1].

- これらの薬剤の使用によって，患者さんの状態は非常に良くな
  り，長期でステロイドを使用しなければならない患者さんは激
  減しました．ムチランス型と呼ばれるような重症の変形をきた
  すようなことは，新規発症の方ではほとんどありません．
- RANKL阻害薬は，疾患活動性を改善する効果はなく，骨びらん
  ん進行を抑制します．

安全性はどうなのか？

- 使用前に，潜在性結核，真菌症，肺疾患，潜在性B型肝炎な
  どをスクリーニングします．
- 最も懸念すべき副作用は感染症です．生物学的抗リウマチ薬，
  分子標的合成抗リウマチ薬では，重篤な感染症発症率が2〜3％
  程度とされています．**使い始めて1年以内が最も感染症発症リ
  スクが高く，徐々に減少する**ことが分かっています[3]．高齢，
  既存肺疾患，ステロイド使用などがリスク因子となります．
- その他に，TNF阻害薬ではループス様症状が，IL-6阻害薬で
  は消化管穿孔などが特徴的な副作用です．
- 生物学的抗リウマチ薬では，悪性腫瘍発現は増加しないと考え
  られています．JAK阻害薬は新しい薬剤のため，悪性腫瘍に
  関して明確な結論は出ていません．
- JAK阻害薬は，帯状疱疹の発症が5〜10％と非常に多いこと
  が特徴です．特に日本と韓国で多いことが知られています．皮
  疹や皮膚の痛みがある場合にはヘルペスを疑うことや，すぐに

160

主治医か皮膚科を受診するように患者さんに勧めておくことが大切です.

これらの薬剤を開始するタイミングは？

- 以前は，関節リウマチは痛くて治らない病気で，晩期に変形がくると考えられていたため，安静，ステロイドに始まって徐々に薬剤を強くするようなピラミッド式の治療が選ばれていました．しかし，リウマチの関節破壊は発症早期に急速に進行すること，発症早期は薬剤に対する感受性が良く効果が高いことから，診断後速やかに適切な治療を開始することが重要と分かってきました.

○診断後，まず速やかに従来型抗リウマチ薬を開始し，3～6ヵ月経過観察後に改善が認められず，予後不良と考えられた場合には，生物学的抗リウマチ薬，分子標的合成抗リウマチ薬の適応となります.

- 一部の薬剤（アダリムマブとセルトリズマブペゴル）は，関節破壊予防を目的として，ファーストラインとして使用することが認められています.

これらの薬剤を使用している患者さんと出会ったら

- 易感染性は常に念頭に置きましょう.
- IL-6阻害薬使用中は，炎症反応や発熱がマスクされることがあります．重篤肺炎でも，微熱程度でCRPが正常なこともあるので，胸部X線写真や身体所見をていねいにとることが大切です.

- 気道感染がある場合や外科的処置の際は，一時的に生物学的抗リウマチ薬，分子標的合成抗リウマチ薬をスキップすることがあります．

- 感染予防として，うがい，手洗い，マスクはもちろんですが，口腔衛生，フットケアも大切です．関節リウマチの患者さんは，二次性シェーグレン症候群を合併することがあり，口腔内乾燥から口腔内が不衛生になりやすいです．また，足趾変形に伴って胼胝や巻き爪などをきたしやすく，感染の素地となります．

- RANKL阻害薬使用中は，ビスホスホネート製剤と同様，抜歯やインプラントなどの処置による顎骨壊死のリスクがわずかですがあります．近年，顎骨壊死防止には口腔内衛生が最も大切であることと，RANKL阻害薬中止による骨折増加の懸念から，休薬はせずに歯科処置を行うことが増えています．

投薬を止めることはできる？

- 値段が高い薬剤のため，また安全性をできるだけ高くするため，寛解達成後に生物学的抗リウマチ薬や分子標的合成抗リウマチ薬を中止・減量可能かどうかが盛んに研究されています．

- 現在のところ，少数の患者さんでは中止が可能ではないかと考えられています．ごく早期で，リウマチ反応や抗CCP抗体などの自己抗体が陰性の方が中止しやすいのではないかと推測されています．

- 一部の患者さんでは，寛解など疾患活動性コントロールがついた後に，投与間隔延長または投与量減量など，減量が可能です．実臨床でも，減量しての投与はしばしば行われています．

- 中止後に関節リウマチが再燃したときには，多くの場合，再投与で再び改善します．

TAKE HOME MESSAGE

・関節リウマチの患者さんに，痛み止めやステロイドのみで
経過をみる時代は終わりました．診断後早期から抗リウマ
チ薬を用いて積極的に治療することで，大きく患者さんの
生活の質と長期予後を改善することができます．

・生物学的抗リウマチ薬や分子標的合成抗リウマチ薬は効果
が高いですが，エビデンスがまだそろっていないこと，値
段が従来の薬より高いことを考慮して選択しましょう．

・生物学的抗リウマチ薬や分子標的合成抗リウマチ薬使用時
には，重症な感染症を見落とさないために，慎重な問診，
検査と身体所見による診察が大切です．

文　献
1）Smolen JS, et al. Ann Rheum Dis. 2016; **75**: 3-15
2）Kaneko Y, et al. Intern Med. 2014; **53**: 1895-1903
3）Yamamoto K, et al. J Rheumatol. 2015; **42**: 1368-1375

24 ステロイドは本当に悪い薬？

結論から先に

- 膠原病における重要臓器障害に対しては副腎皮質ステロイド（以下，ステロイド）が第一選択薬ですが，関節リウマチ（重要臓器障害なし）に対してはステロイドは第一選択薬となりません．関節リウマチ(RA)の治療の第一選択薬はメトトレキサートを中心とする従来型抗リウマチ薬です（☞22章参照）．

- RA に対してステロイドを使用するときの原則は，関節炎の活動性が著しく高い例に対して，従来型抗リウマチ薬の効果が発揮されるまでの間の"つなぎ"として，低用量のステロイド（プレドニゾロンに換算して5 mg/日未満，多くとも10 mg/日）を，期間を限定して使用することです．

- しかし，ステロイドをいったん始めてしまうと，減量するのはしばしば困難です．

- ステロイドの副作用に関して熟知していない医師が，副作用発現の監視をせず，副作用の予防対策もとらずに漫然と使用し続けるとき，ステロイドは「本当に悪い薬」になります．

この本の読者によって異なるメッセージ

- 膠原病・リウマチ・アレルギーを専門としない方へのメッセージとして，RA に限っていえば，ステロイドの処方はリウマチ専門医にゆだねていただけると安心です．

- ステロイドが第一選択になる病態（膠原病における重要臓器の

障害など）に対するステロイドの使用法に関しては，しっかり
としたマニュアルがあります[1]．しかし，RA の診療において
ステロイドは第一選択ではなく，ガイドラインにおいても専門
医の技量に任されています[2]．

- 膠原病・リウマチ・アレルギーの診療を学ぶ若手医師の方への
  メッセージとしては，まずはステロイドの副作用発現の監視法
  と，副作用の予防対策，および副作用が出たときの対処方法に
  ついて，文献 1 などを熟読し，経験を積んで下さい．

RA 治療とステロイド①：その歴史

- ステロイドは 1935 年にコルチゾンとして Mason と Kendall た
  ちによって抽出され，1948 年の Hench によって RA の患者さ
  んに使用され，劇的な効果が示されました[3]．
- これらの発見や診療経験は，1950 年のノーベル賞にもつなが
  るほどインパクトのあるものでしたが，その後，ステロイドを
  いくら大量に使っても，RA を寛解に導けないことが分かりま
  した．
- さらに，ステロイドによる副作用の方が大きな問題として取り
  上げられるようになり，ステロイドは RA の第一選択薬ではな
  くなりました．

RA 治療とステロイド②：ガイドライン上の位置づけ

- 日本リウマチ学会が 2014 年に公表した『関節リウマチ診療ガ
  イドライン 2014』[2] においては，まず「従来型抗リウマチ薬（生
  物学的製剤以外の抗リウマチ薬）の治療は，診断が下ればでき
  るだけ早く始めるべきである」という原則が打ち立てられてい
  ます．そして，メトトレキサートが「活動性関節リウマチ患者

に対する最初の治療手段の1つ」として位置づけられています.

- 一方, ステロイドに関しては,「低用量ステロイドは, 1つま
たはそれ以上の従来型抗リウマチ薬と併用していれば, 最初の
治療手段の1つとして治療開始後6ヵ月までは考慮すべきであ
る. ただし臨床的に可能なかぎり早期に減量すべきである」と
記載されています.
- つまり, RA の治療の中心はメトトレキサートを代表とする従
来型抗リウマチ薬であり, **ステロイドはあくまでも補助療法と
して, しかもできるだけ早期に減量すべき薬剤**となっています.

具体的にどうするか

- それでは具体的には RA に対してステロイドをどのように処方
し, どのように減量したら良いのでしょうか. 残念ながらガイ
ドラインには答えは書いてありません.
- ガイドラインには,

「関節リウマチ患者におけるステロイドの全身投与に関するエ
ビデンスは限られるが, 画像所見, 関節所見, 疼痛の改善に
一定の効果を認めた」

「一方, 既知の有害事象, 合併症を勘案して推奨される投与法
に関する検討はなされておらず, 個々の患者においてリスク
とベネフィットを慎重に考慮する必要がある」

「現在の標準的薬物療法におけるステロイド併用の意義や方法,
日本人における適正用量, 長期の安全性に関する検討が望ま
れる」

と記載されているのみです.

- つまり, ステロイドの適正用量の決定や長期の安全性に関する
検討はこれからの課題であるのと同時に, RA に対してステロ

イドを使用することに関しては，現段階ではもっぱら処方医の裁量にゆだねられており，マニュアルは存在しません．

RA以外の膠原病治療におけるステロイド（表1）

- RA以外の膠原病でステロイドを使用するのは，例えば中枢神経障害やネフローゼを伴う全身性エリテマトーデス，もしくは間質性肺炎や消化管出血を伴う血管炎症候群など，生命予後を左右する臓器障害がある場合であり，高用量ステロイド（プレドニゾロン換算で1mg/kg/日）が第一選択として使用されます（高用量ステロイドの具体的な適応や使用法については個々の疾患の診療ガイドラインを参照して下さい）．
- 治療の時期を逸すると不可逆的な運動麻痺を残す血管炎症候群や，失明のリスクがある巨細胞性動脈炎に対しても高用量ステロイドが使用されます．
- 低用量ステロイドを使用する膠原病類縁疾患としてリウマチ性多発筋痛症があります．リウマチ性多発筋痛症は巨細胞性動脈炎を合併する場合がありますが，その場合には高用量のステロイドが第一選択となります．

表1　膠原病治療における高用量ステロイドと低用量ステロイド

高用量ステロイド（プレドニゾロン換算で1mg/kg/日）を使用する場合	生命予後を左右する重症臓器病変がある場合 例：中枢神経障害，糸球体腎炎，消化管出血，間質性肺炎
	無治療であれば不可逆的な機能障害を残す場合 例：巨細胞性動脈炎（無治療だと失明する），血管炎症候群における運動神経麻痺
低用量ステロイド（プレドニゾロン換算で10mg/日内外）を使用する場合	巨細胞性動脈炎のないリウマチ性多発筋痛症（即効性あり）
	間質性肺炎などの臓器病変のない関節リウマチ（限定的に使用）

なぜステロイドは悪い薬と思われがちなのか

- 理由は2つあります．1つは副作用が多いことです．
- もう1つの理由は，いったんステロイドによる治療を始めると，減量したり中止したりすることが困難となることです．
- しかし，ステロイドの副作用を予防する方法や副作用発現時の対策がある程度確立されていますので，これらの方法をまず熟知してステロイドを適切に使用すれば，必ずしも「悪い薬」とはなりません．

ステロイドの副作用の予防と対処（**表2**）

○代表的なステロイドの副作用は，消化性潰瘍，易感染性，糖尿病や脂質代謝異常，高血圧です．

- 副作用の中でも骨粗鬆症は，低用量のステロイドであっても発症しうる副作用です．そして腰椎の圧迫骨折や大腿頚部骨折をきたすと患者さんは寝たきりの状態となり，生活の質だけでなく生命予後をも悪くしかねません．予防薬としてはビスホスホネート製剤がありますが，抜歯すべき歯の有無など，ビスホスホネート製剤の禁忌事項の有無を歯科医に確認する必要があります．

診療の現場の一コマから

- 診療の現場では，開業をされている一般医の方から「関節リウマチと診断しステロイドを開始しましたが，効かないため専門的な治療をお願いします」と患者さんを紹介されることがしばしばあります．

表2 ステロイドの副作用の監視と発現時の対策

副作用	副作用の監視および副作用発現時の対策
易感染性	一般的な感染症予防対策（手洗い，うがい，インフルエンザワクチンの推奨，ただし生ワクチンは回避）に加え，ニューモシスチス肺炎のリスクがあれば，β-Dグルカンを定期的に監視したり，ST合剤を予防的に使用する[1]
消化性潰瘍	抗潰瘍薬の使用
脂質代謝異常	LDLコレステロールの監視，脂質代謝改善薬の使用
糖尿病・耐糖能異常	血糖値とHbA1cの監視，血糖降下薬の使用
高血圧	塩分制限の指導，降圧薬の使用
緑内障・白内障	眼科医と連携し，定期的に眼圧などを確認
不眠・精神症状	睡眠導入薬の検討，精神科医との連携
骨粗鬆症	歯科医と連携し，ビスホスホネート製剤使用の禁忌の有無をあらかじめ確認 活性化ビタミンDを使用する場合は高カルシウム血症や腎障害の有無を継続的に監視

- しかし，ステロイドが投与された状態では，関節炎の診断が困難となるだけでなく，ステロイドを減量するのが非常に困難となります．

- RAの診療に関しては，専門外の一般医に対してもガイドラインがあることが望まれていました．そして一般医向けのガイドラインがようやく2017年にリウマチ学会によって策定されました[4]．

- 一般医向けのガイドラインは「非専門医を含むすべての医師にお願いしたい医療」と「リウマチ専門医に任せていただきたい医療」とに分けて記載されていますが，これに加えて，ステロイドの開始についてもリウマチ専門医にお任せいただけると安心です．

TAKE HOME MESSAGE

- 高用量ステロイドを使用する場合（重要臓器障害を合併する場合や重要な機能障害を残しうる場合）と低用量ステロイドを使用する場合（巨細胞性動脈炎のないリウマチ性多発筋痛症と重要臓器病変のない関節リウマチ）を理解して下さい.
- 重要臓器病変のない RA に対するステロイドの使用は限定的であり，専門家にゆだねて下さい.
- ステロイドの副作用を監視する方法と副作用発現時の対策（特に感染症対策と骨粗鬆症対策）について熟知して下さい.

文　献
1）三森明夫：膠原病診療ノート，改訂第 4 版，日本医事新報社，p49-80，p602-624，2019
2）日本リウマチ学会：関節リウマチ診療ガイドライン 2014，メディカルレビュー社，p1-66，2014
3）川合眞一．日内会誌．2015; **104**: 1937-1943
4）宮坂信之ほか：関節リウマチ診療ガイドライン JCR2014 に基づく一般医向け診療ガイドライン，2017 <https://www.ryumachi-jp.com/info/RA_guideline.pdf>（2019 年 3 月閲覧）

25 注目したい新規 SLE 治療薬

結論から先に

- ヒドロキシクロロキン（HCQ）とミコフェノール酸モフェチル（MMF）がわが国でも承認され，全身性エリテマトーデス（SLE）に対する世界標準治療ができるようになりました．ベリムマブの登場もあって，ステロイドが中心だった SLE 治療が大きく変わろうとしています．

- HCQ は SLE の第一選択で長期間継続する薬剤として，海外では早くから「メインステイ」と位置づけられています．

- MMF はループス腎炎の寛解導入にも寛解維持療法にも使用されます．

- ベリムマブは BLyS（B-lymphocyte stimulator，B リンパ球刺激因子）に特異的に結合する抗体製剤であり，自己応答性 B 細胞の生存を抑え，SLE の疾患活動性を改善する，現時点では SLE に対する唯一の生物学的製剤です．

世界標準の SLE 治療を可能にした HCQ と MMF

- 関節リウマチと同様に，SLE においても目標達成に向けた治療 treat-to-target（T2T）のリコメンデーションが 2014 年に策定され，治療目標として臓器障害の抑制，低疾患活動性およびステロイドの減量が明記されています[1]．

- 本邦では 2016 年に HCQ が SLE と皮膚エリテマトーデス（cutaneous lupus erythematosus：CLE）の治療薬として，MMF

がループス腎炎治療薬として使用可能となり，SLEの世界標準治療のアルゴリズムに沿って，T2Tの実践が可能となりました．

HCQの基本を押さえる

- 作用機序としては，以下が推察されています[2]．
  - ①主に細胞のリソソーム内へのHCQの蓄積によるpHの変化とリソソーム内の種々の機能の抑制が，
  - ②抗原提示の阻害，サイトカイン産生と放出の抑制，Toll様受容体を介する免疫反応抑制，アポトーシス誘導，アラキドン酸放出抑制などにつながる．
- SLEではToll様受容体を介したI型インターフェロン産生が病態形成に重要です．HCQはこのポイントを阻害することでSLEの病態を抑制すると考えられます．
- HCQの効果としては，

①皮膚や筋骨格系症状，および倦怠感などの全身症状も改善させる

②SLEの再燃予防効果，臓器障害の予防効果，腎保護効果，生命予後の改善効果

③感染症リスクの減少効果

④抗血栓効果，脂質代謝改善効果，インスリン抵抗性改善による糖代謝異常の改善効果など

も確認されており[3]，ステロイド投与に伴う合併症を減らすことも期待されます．

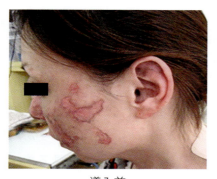 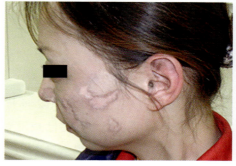

導入前　　　　　　　　　　1ヵ月後

図1 HCQによる皮膚病変の改善

> **症例**
>
> 　図1は30歳代の自験例です．15年前に顔面・手指の紅斑が出現し，SLEの診断でステロイド少量［プレドニゾロン（PSL）換算5〜10 mg/日］を続けられていましたが，1年前から顔面・四肢の紅斑が新たに出現・増悪し，眼科受診後にHCQ 200/400 mgの隔日投与を開始しました．1ヵ月後には皮疹が顕著に改善し，ステロイドも漸減が可能となり，3ヵ月後にはPSL換算2.5 mg/日まで減量できました．

HCQの安全性や副作用は？

- 最も留意すべきは<u>網膜症</u>です．処方に当たっては，以下を押さえて下さい．
  ① 網膜症疾患の既往，黄斑変性症は禁忌
  ② 眼科で網膜症スクリーニング［視力，視野，眼圧，色覚，細隙灯顕微鏡検査，眼底検査，スペクトラルドメイン光干渉断層計（SD-OCT）］を必ず実施します．
  ③ 7年以上の使用で約1〜2％に眼底異常が観察されるとの報告があり[3]，年1回の眼科フォローで早期発見に努める必

要があります.

- 副作用としては,以下に注意が必要です.
  ①下痢などの消化器症状が多く,中毒性皮疹,蜂巣炎,頭痛が数%で報告されます.
  ②これらは投与初期(2ヵ月以内)に発生することが多く,消化器症状については減量や一時中止後に再開も可能ですが,中毒性皮疹の場合はHCQを必ず中止して重症例ではステロイド投与を検討する必要があります.
  ③低血糖も留意すべき副作用です.
- 妊婦では,HCQは胎盤を通過しますが,これまで催奇形性や突発性流産,胎児死亡などはHCQでの有意な増加はなく,逆にHCQ中止に伴うSLE増悪のリスクが懸念されることから,海外では継続使用が一般的です.

MMFの基本を押さえる

- MMFは核酸合成を阻害する代謝拮抗薬で,プリン合成経路のde novo経路とsalvage経路のうち主にde novo経路を阻害します.そのため,核酸合成をde novo経路に依存するT細胞やB細胞の機能を選択的に抑制します.
- ループス腎炎の治療は寛解導入療法と維持療法に分けられますが,MMFについて

①寛解導入療法ではシクロホスファミド大量療法(IVCY)と比較して同等の有効性と副作用の軽減効果
②維持療法ではアザチオプリン(AZA)との比較で治療失敗の低下

などが示され,MMFが優先されるようになってきました.

- 急速進行性糸球体腎炎を呈するループス腎炎や，中枢性ループスや肺胞出血など，腎臓以外の臓器障害に対する MMF の有用性は明らかではなく，現状では IVCY が優先されます．
- 通常，250〜1,000 mg/回を1日2回12時間ごとに食後経口投与し，3,000 mg/日を上限として適宜増減となっていますが，IVCY に匹敵する効果を期待するのであれば 2,000 mg/日から投与を開始して，副作用の発現を見定めた方が良いでしょう．

ベリムマブの作用機序は？

- SLE では血中の BLyS 濃度が過剰に高くなることが知られ，これにより末梢の自己応答性 B 細胞の生存と活性化が誘導されます．
- ベリムマブは BLyS に特異的に結合する完全ヒト化モノクローナル抗体製剤であり，可溶性 BLyS の働きを抑制することで，体内の自己応答性 B 細胞の生存を抑え，自己抗体産生の低下と SLE の疾患活動性を改善することができます．
- 現在，B 細胞をターゲットとした抗体製剤をはじめ，多数の薬剤が SLE に対して開発されていますが，有効性と安全性が評価され承認に至った抗体製剤は現時点では唯一ベリムマブのみで，2011 年 3 月に米国で，2017 年 9 月に本邦でも承認されました．
- 月 1 回投与の静注製剤と週 1 回の自己注射が可能な皮下注製剤（オートインジェクター，シリンジ）があり，生活スタイルやニーズに合わせて投与経路を選択できます．

ベリムマブの SLE への効果や安全性は？

- ランダム化比較試験で以下が示されています[4].

  ①疾患活動性の有意な改善

  ②抗 dsDNA 抗体価の低下や C3，C4 値の上昇など臨床検査値の有意な改善

  ③ステロイド減量効果，再燃抑制効果，臓器障害の抑制効果

  ④有害事象についてプラセボ群と差は認められない

- 現在 7 年間の長期にわたる継続投与データも蓄積されています[5].ベリムマブ投与下での flare 発現率は経時的に低く抑えられており，長期間投与し続けることで新たに発現するような安全性シグナルは検出されていません.

- 抗体製剤であり，他剤との競合，相互作用がないため，既存治療薬への上乗せ処方が可能ですが，抗マラリア薬単剤より，ステロイドが必要な症例に上乗せした場合の方が高い併用効果が得られるようです（**表1**）[6].一方で副作用の増加はないようです[6].

- 筆者の施設でも，各種の免疫抑制薬併用下でもステロイドの減量が進まなかったケース，副作用で免疫抑制薬が使用できなかったケースでも比較的安全に使用できている印象があります.今後，日本での実臨床下での有効性・安全性の検討が望まれます.

TAKE HOME MESSAGE

「メインステイ」である HCQ をベースに，MMF やベリムマブなどをタイミング良く使って，治療目標である低疾患活動性，臓器障害の抑制，ステロイドの減量を目指しましょう.

表 1　背景治療別の SRI4 レスポンダー率（52 週後）

背景治療	治療群	SRI4 レスポンダー率	オッズ比 (95% 信頼区間)
ステロイドのみ	プラセボ併用群（n=61）	49%	1.42 (0.71-2.82)
	ベリムマブ併用群（n=78）	59%	
抗マラリア薬のみ	プラセボ併用群（n=32）	38%	1.10 (0.42-2.91)
	ベリムマブ併用群（n=45）	40%	
ステロイド＋抗マラリア薬	プラセボ併用群（n=186）	44%	2.04 (1.30-3.30)
	ベリムマブ併用群（n=160）	59%	
ステロイド＋抗マラリア薬＋免疫抑制薬	プラセボ併用群（n=139）	32%	1.65 (0.99-2.74)
	ベリムマブ併用群（n=133）	42%	

SLE Responder Index 4（SRI4）

SLE の疾患活動性評価として広く認められ確立されている，以下の 3 つの基準からなる．

① Safety of Estrogens in Lupus Erythematosus National Assessment SLE Disease Activity Index（SELENA SLEDAI）が 4 点以上改善（減少）

② Physician global assessment（PGA）スコアの悪化なし（スコアの増加が 0.3 点未満）

③ British Isles Lupus Assessment Group（BILAG）index でカテゴリー A に悪化した臓器系がない，かつカテゴリー B に悪化した臓器系が 2 つ以上ない

以上，3 つの基準をすべて満たす患者を「SRI4 レスポンダー」と呼ぶ．

［文献 6 より作成］

文　献

1) van Vollenhoven RF, et al. Ann Rheum Dis. 2014; **73**: 958-967
2) Wallace DJ, et al. Nat Rev Rheum. 2012; **8**: 522-533
3) 古川福実ほか．日皮会誌．2015; **125**: 2049-2060
4) Zang F, et al. Ann Rheum Dis. 2018; **77**: 355-363
5) Ginzler EM, et al. J Rheumatol. 2013; **41**: 300-309
6) Schwarting A, et al. Lupus. 2016; **25**: 1587-1596

26 関節リウマチ・膠原病の関節手術は？

結論から先に

- 近年，関節リウマチ（RA）の滑膜炎は薬物療法下にコントロールされるようになり，特に滑膜切除のような術式はその効果が薬物療法と同等[1]といわれるようになってきて減少しています．
- 世界的にみても，RA患者に対する人工関節施術数は減少傾向にあります[2]．
- しかし，生物学的抗リウマチ薬（bDMARDs）の登場によりタイトコントロールしていく中で寝たきりの重症RAは減少していますが，RA患者の全体的な日常生活動作（ADL）が改善したことで，機能障害に対してより高度な要求が求められるようになり，逆に手指や足趾・足部の手術数はわが国では増えているのが現状です[3]．

現在の外科的治療の位置づけとは？

- 薬物療法の進歩で滑膜炎コントロールはできるようになりましたが，次のような症例があるため，手術がなくなることはありません．

○ bDMARDs無効ないし効果減弱例が3〜4割に存在する．
○ 臨床的寛解に到達しても，疼痛や変形による機能障害が残存する例がある．
○ 高額な薬剤費や感染などの併存（特に高齢者）のため，bDMARDsを使用できない例がある．

178

- また，以前とは外科的治療の目的も変化してきました．現在の外科的治療の目的としては以下が挙げられます．

> ○ 薬物療法では限界の RA 疾患活動性制御の補助
> ○ 機能改善・機能的寛解を目指す
> ○ RA の進行，さらには経年的な変形性関節症（OA）変化を伴った機能障害・疼痛の改善

- 従来の疼痛に耐えがたい，日常生活動作の障害が限界にきたのでやっと手術するというものから，機能を落とさない・向上させるといった一段階上の外科的治療へと変わってきているといえるでしょう．

外科的治療にはどんな問題点がある？

- 関節破壊が進行し過ぎたケースの多くは手術も煩雑となり，再獲得できる機能に限界があります．早めの判断が必要です．
- もともと骨質の悪い症例が多く，術後の長期成績が健常者に比較すると安定しないという面があります．
- 関節破壊が進んでいても，RA 治療が著効すると関節機能自体が改善する場合もあり，手術に踏み切るタイミングが難しい場合もあります．

RA における外科的治療のタイミングは？

- あまりに RA の疾患活動性が高過ぎると，感染などの術後合併症のリスクや，思ったほど手術による効果が得られない可能性があります．また，高い疾患活動性の場合，術部の早期破綻が生じやすいといえます．

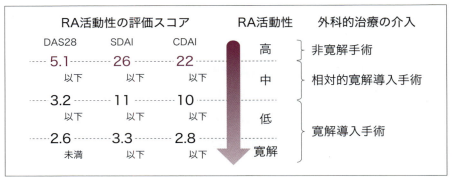

図1 RA活動性に応じた外科的治療の介入のタイミング
DAS28：Disease Activity Score 28, SDAI：simplified disease activity index, CDAI：Clinical Disease Activity Index

- 相対的に考えると，<u>中疾患活動性以下の状態で手術した方が良い</u>と考えられます（**図1**）．

外科的治療の実際

- 実際に RA 患者に行われる関節手術には相反するものがあります．関節の可動性と安定性は反比例することは想像しやすいですが，安定性＝力強さであり，可動性をとれば力強さを失うことになります．
- つまり，極端に表現すれば，可動性を出すために関節を形成すれば安定性が損なわれ，力強さを失い，安定性を出すために固定性をとれば力強さは手に入るものの，関節可動性は失われるということです．
- 関節の部位に応じてどちらがより重要か考える必要があります．以下に各関節手術部位に応じた機能と手術適応のチェックポイントを示します．

1 RA 患者の上肢に対する手術

- 上腕（肩関節，肘関節）
  - リーチ機能
  - 手術適応のチェックポイント：整髪や洗顔ができるかどうか，関節可動域
- 前腕（肘関節，手関節）
  - 手の回旋運動による方向調節機能
  - 手術適応のチェックポイント：お釣りを受け取れるかなど
- 手関節，手指
  - 把握・巧緻運動機能
  - 手術適応のチェックポイント：箸やスプーンの使用，茶碗が持てるか，ボタンが留められるかなど

2 RA 患者の下肢に対する手術

- 股関節，膝関節
  - 歩行機能
  - 手術適応のチェックポイント：歩行距離，杖など補助具の使用の有無，階段昇降の状態，関節可動域
- 足関節，足部，足趾
  - 歩容
  - 手術適応のチェックポイント：有痛性胼胝の有無，足をしっかり地につけて歩いているか

人工関節置換術ってどうなの？

- 人工関節は疼痛の軽減，可動性および安定性を同時に得られる関節再建法であり，肩・肘・股・膝の大関節に対しては人工関節置換術が中心となります.

- 術前の関節機能が術後の関節機能に直結する部分があるので，関節機能が完全に失われるより前に手術を行う必要があります．
- 術前の各関節における残存骨量が手術の難易度を左右します．

Column　各関節における人工関節置換術の最近の特徴

［肩関節］

- 適応：疼痛，機能障害が高度で，X線所見上 Larsen Grade 3 以上
- 特徴：可動域制限があっても疼痛が軽減されれば，肘や頚椎などの他の関節で ADL 代償可能．上腕骨側ではなくグレノイド（関節窩）側のコンポーネントのゆるみが問題となりますが，最近ではリバース型も考案され，長期成績が期待されます．

［肘関節］

- 適応：疼痛高度で，可動域が機能的関節可動域（屈曲 120°以上，回内外 50°以上）の範囲以下に制限されている症例．関節に不安定性のある症例
- 特徴：手術により疼痛は改善し，可動域に関しては伸展制限が残存することが多いですが，屈曲は ADL 上必要とされる 120°以上は獲得でき，機能改善効果は高いです．

［股関節，膝関節］

- 適応：疼痛高度で，歩行障害があるもの．X線所見上 Larsen Grade 3 以上*．また，RA がコントロールされていても変形性関節症性変化が加わり ADL に支障をきたす症例

  ＊TNF 阻害薬使用例の股関節，膝関節でも Larsen Grade 3 以上では関節破壊は進行する可能性があります [4]．

- 特徴：膝関節は，RA 患者に施行される人工関節手術の中で最も多く施行される手術です．股関節，膝関節の人工関節置換術は術後成績が安定しており，長期成績が期待できます．

① どんなことに注意する？

- RA の活動性が抑えられていないと，人工関節のゆるみは進行します．特にセメント固定では骨萎縮に伴うゆるみに注意が必要です．
- 骨質不良例は術後骨折のリスクが高いです．
- 関節周囲の靱帯を含めた軟部組織の既存の脆弱性や，炎症に伴う靱帯脆弱性の進行による関節動揺性の出現・悪化に注意します．
- 創傷治癒遅延，感染のリスクも気をつけるべきポイントです．

② 人工関節手術周術期における bDMARDs の使用

- 日本リウマチ学会の『関節リウマチ（RA）に対する TNF 阻害薬使用ガイドライン』[6] では最終投与より 2 ～ 4 週（インフリキシマブは半減期が長いので 4 週）の休薬の後の手術が望ましいとしていますが，術後感染にはあまり影響はないとの報告もあります．
- トシリズマブやアバタセプトも 2 週間程度の休薬が望ましいです．
- 投薬の再開は創部の状態の落ち着く術後 2 週以降が望ましいでしょう．
- 導入早期の RA 疾患活動性を把握できていない状態での手術は避けるべきです．
- 術後，bDMARDs を継続使用する上で，術後の遅発感染のリスクも念頭に置くべきです．
- bDMARDs 血中濃度の下げ過ぎは抗体産生のリスクとなるので，筆者は手術の週の bDMARDs 投与は避けて（最低 1 週間以上前の投与），術後創部が落ち着いたら（術後 2 週以降）投与を再開しています．

手術コンサルトのタイミング

- 薬物療法では限界の場合，疾患活動性改善補助からみた手術コンサルトのタイミングとしては以下が挙げられます．
  - Larsen Grade 4 においても，滑膜切除と関節受動の同時効果がみられることがある[5]．
  - 薬物療法を強化しても効果がみられない（疾患活動性が中等度以上）．
  - MMP（マトリックスメタロプロテアーゼ)-3 高値持続
  - 大関節の腫脹，疼痛の継続
- 機能・疼痛の改善からみた手術コンサルトのポイントとしては以下が挙げられます．
  - 人工関節の術後成績が向上したことで適応は広がっている．
  - Larsen Grade 3 以上で，疼痛があり日常生活に支障が出てきている．
- 手術に関するコンサルトは，思いのほか整形外科医に嫌がられることはありません．

TAKE HOME MESSAGE

・患者さん自身が手術の必要性を理解し，時期を逸することなく手術を受けられるよう教育することが必要となります．そのためには内科・外科領域の医師間の連携が重要です．

・わが国は，少なくとも日本リウマチ学会における内科・外科問わない学術集会や研究会などで，ともに研鑽し，連携を取りやすい環境にあります．

・荷重関節の Larsen Grade 3 以上の進行例では関節破壊は防ぎにくく，この段階までに顔見せ程度であっても整形外科受診を勧めておくと，患者自身の安心感にもつながり，意義があります．

文　献

1）Arthritis Rheum. 1977; **20**: 765-771
2）Jamsen E, et al: Acta Orthopaedica. 2013; **84**: 331-337
3）Momohara S, et al: J Rheumatol. 2016; **43**: 1
4）Seki E, et al: Clin Rheumatol. 2009; **28**: 453-460
5）西田圭一郎ほか．日整会誌．2012；**86**：394-400
6）日本リウマチ学会：関節リウマチ（RA）に対する TNF 阻害薬使用ガイドライン（2018 年 11 月 4 日改訂版）＜https://www.ryumachi-jp.com/publish/guide/guideline_tnf/＞（2019 年 3 月閲覧）

27 結核などの患者さんに免疫抑制薬は投与できる？

結論から先に

- 活動性を有する結核患者では，結核の治療を優先します．結核の治癒後に生物学的抗リウマチ薬(bDMARDs)の投与が可能です．
- 潜在性結核感染（latent tuberculosis infection：LTBI）患者には予防投与を実施した上で，bDMARDs を含む免疫抑制療法が可能です．
- 非結核性抗酸菌（nontuberculous mycobacteria：NTM）症を合併する関節リウマチ（RA）患者でも次の条件を満たせば bDMARDs の投与が可能です．

①菌種が MAC（*Mycobacterium avium* complex）
② X 線病型が結節・気管支拡張型
③既存の肺病変が軽度で全身状態が良好

- B 型肝炎ウイルス（HBV）キャリアまたは HBV 既感染で HBV DNA 陽性患者に免疫抑制療法を行う際には，核酸アナログ製剤による HBV 治療が必要です．その効果を確認した上で，免疫抑制療法や bDMARDs の投与が可能となります．

LTBI は具体的にはどのように予防するか？

- bDMARDs 開始の 3 週間前よりイソニアジド（INH）を最大 300 mg/日または低体重では 5 mg/kg/日を単独で 6 ヵ月間投与します．

- 糖尿病や腎疾患など結核併発リスク因子を有する患者さんには9ヵ月まで延長します.
- 肝障害などで INH が不可能な場合, リファンピシン (最大で600 mg/日または低体重では 10 mg/kg/日) に切り替えます.

わが国でのインフリキシマブ全例調査からみえること

- わが国で最初に導入された bDMARDs インフリキシマブでは, 2003 年から市販後に 5,000 例の全例調査が実施されました[1].
- 登録 1 ～ 2,000 番までに結核発症は 11 例と多かったのですが, 2,001 ～ 5,000 番までは 3 例と激減しました. これは登録 2,000 番から徹底された結核のスクリーニング検査と抗結核薬による予防介入の有効性を示すものです.

NTM 症合併の RA 患者に bDMARDs がなぜ可能となったのか?

- NTM 症を合併する RA 患者に対して, これまでは bDMARDs の投与は原則禁忌でしたが, NTM の菌種, X 線病型, 既存の肺疾患, 診断時の RA 治療薬別に合併する NTM 症の予後が検討されました[2].
  ① NTM の菌種:MAC の予後は, 他の菌種と比べて良好でした (図 1-a).
  ② X 線病型:気管支拡張型の予後は, 空洞形成型よりも良好でした (図 1-b).
  ③ 既存の肺疾患が軽症の場合, 予後は良好でした (図 1-c).
  ④ bDMARDs 使用患者の予後は, 不良ではありませんでした (図 1-d).

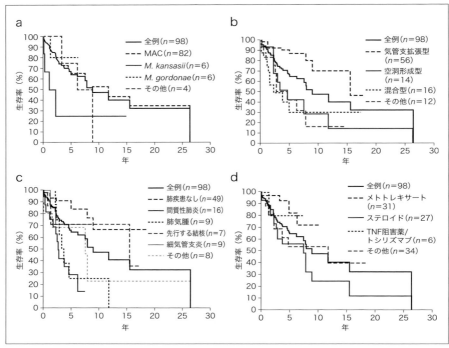

図1 NTM症の予後
菌種別（a），X線病型別（b），既存の肺疾患別（c），診断時のRAに対する治療別（d）に解析．

［文献2より作成］

- こうしたエビデンスによりbDMARDsの投与が可能となりました．ただし，厳格な監視が必要であり，肺MAC症合併RA患者にbDMARDsを使用する場合には，呼吸器専門医との連携が望まれます．

RAに合併する肺MAC症のリスク因子は何か？

- 肺MAC症合併のリスク因子として，RA患者では，高齢（70歳以上），低体重（BMI＜18.0 kg/m²）とリンパ球減少（1,500/μL未満）が関連しています[3]．こうした患者さんにbDMARDsを投与する前にはHRCTで気道病変をチェックし，疑わしい例には複数回の喀痰検査を施行します．

- 喀痰の採取ができない例や喀痰検査でMAC陰性の例にはキャピリアMAC®抗体ELISA（抗GPL-core IgA抗体）が有用で，外来RA患者396例が対象の検討では，感度は80％，特異度は99％，正確度は97％でした[4]．

HBV感染者はどのように治療するか？

- HBV再活性化には，キャリアからの再活性化と既感染者からの再活性化があります．既感染者からの再活性化によるde novo B型肝炎は重症化しやすいだけでなく，肝炎の発症により原疾患の治療を困難にさせるため，発症そのものを阻止することが重要です．

- このHVB再活性化対策は，『免疫抑制・化学療法により発症するB型肝炎対策ガイドライン』に準じて行われます．日本肝臓学会のホームページに詳細なフローチャートが掲載されています．

- HBV感染者に対する免疫抑制療法については，19章もご参照下さい．

TAKE HOME MESSAGE

- RA 患者の治療（メトトレキサート，bDMARDs，JAK 阻害薬など）を開始する前に，必ず全例で感染症のスクリーニング検査を実施します[5].
- 潜在性肺結核患者，ニューモシスチス肺炎（Pneumocystis pneumonia：PCP）ハイリスク患者，HBV 感染者にはステロイド，免疫抑制薬や bDMARDs を安全に使用するために予防投与が必要です.
- NTM 症合併 RA 患者の場合は，bDMARDs を安全に使用するために菌種，X 線病型，既存の肺疾患についての事前評価が必要です.

Column 1 キャピリア MAC®抗体 ELISA の有用性

- キャピリア MAC® 抗体 ELISA は，MAC 細胞壁を構成する主要糖脂質抗原（glycopeptidolipid：GPL）に対する患者血清中の IgA 抗体を ELISA 法で測定するものです.
- *Mycobacterium tuberculosis* や *M.kansasii* には存在しないため，MAC の血清診断としては極めて有用ですが，*M.abscessus* や *M. fortuitum* といった迅速発育菌にも GPL が存在するため，留意する必要があります.
- MAC の診断には菌の同定が必要ですが，免疫抑制療法や bDMARDs が必要な RA 患者の中で，喀痰検査や気管支鏡検査の実施が困難な方への補助診断として有用です[4].

Column 2 ニューモシスチス肺炎（PCP）の予防

- PCP の予防には ST 合剤（スルファメトキサゾール 400 mg/トリメトプリム 80 mg）の少量投与が最も一般的で，1 錠/日を連日あるいは 2 錠/日を週 3 回内服します．
- 最近の研究では，ST 合剤 0.5 錠/日投与，もしくは 0.1 錠/日から 0.5 錠/日までの漸増法により，1 日 1 錠投与と同じ効果発現が得られ，有害事象は ST 合剤 1 日 1 錠投与より少ないことが示されています[6]．この方法での PCP 非発現率は 96.8 ～ 100％です．
- RA 薬物療法に伴う PCP 発症のリスク因子として，下記 3 つのうち 2 つ以上有する患者さんに予防投与をすべきです[7]．
    - ①年齢が 65 歳以上
    - ②プレドニゾロン換算で 6 mg/日以上のステロイドの使用
    - ③既存の肺病変の存在

文　献

1) Takeuchi T, et al. Ann Rheum Dis. 2008; **67**: 189-194
2) Yamakawa H, et al. J Rheumatol. 2013; **40**: 1307-1315
3) Hirose W, et al. Mod Rheumatol. 2019; **29**: 105-112
4) Hirose W, et al. Arthritis Res Ther. 2015; **17**: R273
5) 日本呼吸器学会：結核症．生物学的製剤と呼吸器疾患 診療の手引き，p49-58，2014 <https://www.jrs.or.jp/modules/guidelines/index.php?content_id=69>（2019 年 3 月閲覧）
6) Utsunomiya M, et al. Arthritis Res Ther. 2017; **19**: R7
7) Harigai M, et al. N Engl J Med. 2007; **357**: 1874-1876

28 リウマチ・膠原病と妊娠にまつわるトピックスは？

結論から先に

- 全身性エリテマトーデス（SLE）は，挙児可能年齢の若年女性で発症頻度が高く，その病態形成にX染色体や女性ホルモンが関与すると推測されています．経口避妊薬やホルモン補充療法がSLEの発症リスクを高めるという報告がありますが[1]，否定する報告もあり[2]，一定の見解は得られていません．

- 2016年以降，ヨーロッパや米国の学会からリウマチ・膠原病患者の妊娠中の管理に関する指針が発表されました[3,4]．さらにわが国でも，2018年にタクロリムスやアザチオプリン，シクロスポリンの添付文書が改訂され，妊娠中禁忌が有益性投与へと変更されています．ここ数年の間に，SLE罹患女性が妊娠中も適切な薬物療法を継続し，疾患をコントロールしながら元気な赤ちゃんを出産できる可能性が広がっています．

- 一方で，SLE合併妊娠における再燃や産科合併症のリスクは依然高く，多くの女性とその主治医にとって，妊娠が大きなチャレンジであることに変わりはありません．予期せぬ妊娠は避けるべきであり，経験豊富な産科医および新生児科医との連携が不可欠です．

なぜ考え方が変わったか？

- 治療の進歩により，SLE罹患女性の生命予後とQOLは飛躍的に改善しました．治療を受けながら進学や就職，結婚といった

様々なライフイベントを経験し，妊娠・出産を希望する女性が増えました．

- 2010年以降，SLE合併妊娠に関する複数のケースシリーズや後ろ向き研究が報告されるようになりました（**表1**）．さらにBuyonらは，米国の大規模多施設前向きコホートを用いてSLE合併妊娠385例の産科合併症の予後不良因子を検討し，母体の高疾患活動性やループスアンチコアグラント（LA）陽性，高血圧症の合併，血小板数低値などが産科合併症のリスク因子であることを明らかにしています[5]．そして，リスク因子がない症例における妊娠合併症発症率は約7.8％と低く，米国の一般人口における割合と差がないことも示されました．このような疫学研究の蓄積により，重篤な臓器合併症がなく疾患活動性が良好にコントロールされている症例であれば，安定した妊娠経過を過ごし，元気な児を出産できる可能性が示唆されています．
- 2018年，わが国においても3種の免疫抑制薬（タクロリムス，アザチオプリン，シクロスポリン）の添付文書の妊婦に対する禁忌の記載が改訂されました．薬物の胎児に対する安全性を完全に実証することは困難ですが，明らかな催奇形性や胎児毒性を示す報告がなく，臨床上のメリットが胎児へのリスクを上回ると判断される場合には，わが国でも薬剤の妊娠中の有益性投与が認められるようになってきています．

具体的にどうするか？

- 挙児希望および妊娠・授乳中のリウマチ・膠原病疾患罹患女性における管理のポイントは，①プレコンセプション・ケア（妊娠中も使用できる薬剤への調整を含む），②妊娠中の原疾患コントロール，③産後のフォローの3点に要約されます．

表1 SLE合併妊娠の妊娠合併症および原疾患再燃のリスク因子に関するこれまでの報告

結　果	対　象	文　献
抗リン脂質抗体陽性，妊娠時の疾患活動性が高い症例では早死産が多い．妊娠前の活動性が4ヵ月以上安定した症例では，早死産/胎児発育不全のリスクは低い．ループス腎炎合併の有無は妊娠合併症のリスク因子にならない．	SLE 143例（183妊娠）	Ko ら, Int J Med Sci, 2011
妊娠中の活動性が高い症例では，活動性の低い症例に比べ死産が多い．妊娠高血圧腎症や子癇，高疾患活動性は早産と関連する．	SLE合併妊娠 111例	Liu ら, J Matern Fetal Neonatal Med, 2012
ループス腎炎の既往がある女性では，既往のない症例と比較して妊娠中の腎炎再燃率が高いが，生児獲得率や早産率，妊娠高血圧腎症発症率，児の出生体重に差はない．	SLE女性 92例（95妊娠）	Saavedra ら, Clin Rheumatol, 2012
早産のリスク因子：妊娠中期血清フェリチン値高値，②エストラジオール値低値，③尿酸値高値	SLE女性 39例（40妊娠）	Clowse ら, Ann Rheum Dis, 2013
ミコフェノール酸モフェチル（MMF）投与例全例で妊娠計画時に MMF からアザチオプリンへの治療薬変更を行い，その後の腎炎再燃率や妊娠予後を観察．妊娠合併症は，PSL増量例，高疾患活動性例，高年齢で多い．	ループス腎炎合併 54例	Fischer-Betz ら, Rheumatology (Oxford), 2013
妊娠合併症のリスク因子：① LA陽性，②高血圧症合併，③血小板数低値，④母体の高疾患活動性，⑤妊娠後期の補体価上昇が軽度であること．リスク因子のない症例での妊娠合併症発症率は，7.8％程度で一般人口における発症率と差がない．	SLE合併妊娠 385例（尿蛋白1g/日以上，血清Cr > 1.2は除外）	Buyon ら, Ann Intern Med, 2015
疾患活動性の高い症例では，健常コントロールおよび低疾患活動性の SLE と比較して妊娠高血圧腎症および早産のリスクが高い．妊娠高血圧症候群（OR 5.33 v.s. 健常コントロール，OR 3.38 v.s. 低疾患活動性の SLE），早産（OR 8.66 v.s. 健常コントロール，OR 3.36 v.s. 低疾患活動性の SLE）	SLE合併妊娠 180例	Skorpen ら, Ann Rheum Dis, 2018
妊娠中は，非妊娠時よりも physician global assessment（PGA）で規定された再燃が増加するが，HCQ を使用している症例では，使用していない症例よりも再燃が少なくなる [HCQ使用群 1.83（95% CI 1.34-2.45）v.s. 1.26（95% CI 0.88-1.69）]	SLE合併妊娠 304例（398妊娠）	Eudy ら, Ann Rheum Dis, 2018

1 プレコンセプション・ケアはどう行う？

● 前項でも述べたとおり，SLE 合併妊娠の妊娠合併症には共通したリスク因子があります．このため，挙児を希望するすべての女性は事前に十分なカウンセリングを受け，リスク因子があれば適切な治療（例えば原疾患に対する治療強化や，合併する高血圧症に対する降圧薬の投与など）を行い，できるだけその改善を図る必要があります．

● 以下に，「SLE 女性が妊娠中，安定して経過しうる目安」を示します．

---

①SLE の病勢が約 6 ヵ月間，低疾患活動性で維持されていること

②重篤な臓器合併症がないこと
　・高度の腎障害（CKD stage 4 or 5）
　・肺高血圧症
　・中枢神経症状

③妊娠時のステロイド量が中等量［プレドニゾロン（PSL）換算 15 mg/日］以下であること（PSL 20 mg/日以上で妊娠糖尿病，妊娠高血圧腎症のリスクが増加[6]）

このような条件を満たした上で，妊娠を計画することが望ましいとされています．

● 薬剤について必要な情報を提供し，"本人の治療" と "胎内で子どもを育むこと" が両立できることを説明することも重要です．国立成育医療研究センター内の妊娠と薬情報センター[8]などに問い合わせることをお勧めします．

● 周産期医療の進歩したわが国では非常にまれですが，膠原病合併妊娠に限らず，妊娠・出産の現場では母体死亡や新生児死亡といった不幸なケースがしばしば起こります．また早産児では

重篤な新生児合併症のリスクもあるため，患者さんとそのご家族にはその可能性についても説明をしておく必要があります．ていねいな話し合いのもと，患者さん，ご家族，医療者が共通の認識をもって協力することが重要です．

- 薬物療法においては，原疾患を十分にコントロールしつつ，かつ児への影響も少ない薬剤を選択することが重要です．**表2**に妊娠計画中および妊娠中の薬物療法に関する留意点を示します．

② 妊娠中の原疾患コントロールのポイント

- SLE の妊娠経過中の再燃頻度は，報告により大きな差があります．再燃は妊娠中のどの時期でも起こりうることで，産後3ヵ月までの間に再燃することも少なくありません．

- 再燃症状の多くは皮疹や関節炎といった軽度なものにとどまり，ループス腎炎や血液障害，漿膜炎，中枢神経障害などの重篤な臓器症状を伴う再燃は15〜30％程度と報告されています．

- ループス腎炎は母体の腎機能および胎児の発育に重篤な障害を及ぼすため，その早期発見と適切な治療介入は非常に重要です．しかし，ループス腎炎の臨床像は妊娠高血圧腎症と類似しており，しばしば鑑別が困難となります．実際の臨床現場においては明確な鑑別点があることは少なく，SLE 再燃と妊娠高血圧腎症との鑑別がつかずに，結局は妊娠の終了（分娩）によって治療的診断を図ることもまれではありません．

- もし妊娠満期に近い時期であれば分娩を優先し，分娩後48時間以上経過しても症状が改善しない場合は SLE の再燃と考えて積極的な免疫抑制療法を開始すべきという意見もあります[6]．一方，妊娠初期〜中期ではできるだけ胎生週数を延長して胎児が発育できるよう，高用量ステロイドの投与を試みます．

表 2　挙児希望または妊娠・授乳中の薬物使用に関する注意点

妊娠前に休薬または他の薬剤への変更を考慮すべき薬剤	
ミコフェノール酸モフェチル（MMF）	特定のパターン（外耳異常，顔面奇形，四肢の異常）の催奇形性あり．MMF 投与中は避妊を勧め，妊娠を計画した時点で，必要があれば他の免疫抑制薬への変更を考慮する
有益性投与だが，慎重に投与すべき薬剤	
シクロホスファミド	妊孕性への影響，催奇形性，胎児毒性の報告あり．妊娠第 2 三半期以降で母体病勢コントロールのために他に選択肢がない場合にのみ使用可能
"妊娠中は禁忌"または"有益性投与であっても妊娠中の投与は勧められない"が，リスク・ベネフィットに応じて妊娠判明まで継続が許容される薬剤とその対象患者	
ACE 阻害薬，ARB	対象：糖尿病および慢性腎臓病合併高血圧症．胎児毒性のため妊娠第 2 三半期以降の使用は禁忌
ワルファリン	対象：血栓性素因による血栓症既往がある症例．催奇形性あり．計画妊娠と妊娠自己判定を指導し，妊娠後は速やかにヘパリン療法に切り替える
妊娠中も，必要があれば継続使用が許容される薬剤	
プレドニゾロン（PSL）	胎児移行性は 10％ と低く，最も良く使用される．奇形全体としては発症率を上げない．口唇口蓋裂のリスクがあるという報告がある一方で，それを否定する報告もある．20 mg/日以上の PSL は妊娠高血圧症候群や妊娠糖尿病といった合併症のリスクを高めることが知られている
ヒドロキシクロロキン（HCQ）	海外および日本において妊娠中も継続使用することが許容されている．むしろ，妊娠中も HCQ を継続することにより，妊娠中および産後の再燃を減らすとの報告がある[7]．
タクロリムスアザチオプリンシクロスポリン	2018 年 6 月に禁忌が外れた．ステロイド単独治療でコントロール不良な膠原病患者に対しては，妊娠中も継続して使用することが推奨されている

ACE：アンジオテンシン変換酵素，ARB：アンジオテンシンⅡ受容体拮抗薬

❸ 産後のフォローはこう行う

- SLE の再燃は産褥期（分娩から産後3ヵ月間）にも起こりうるため，産後のフォローは重要です．筆者の施設では産後1ヵ月検診の終了後も定期的に外来フォローを行い，再燃徴候を認めた場合は PSL 増量や免疫抑制薬追加などの治療強化を行っています．
- 骨密度のフォローも重要です．長期 PSL 内服歴のある女性では産後の腰椎圧迫骨折がしばしば経験されます．

こんな患者さんがいました

症 例

- 30 歳女性．24 歳で関節炎および腎障害（ループス腎炎 class Ⅱ）にて SLE を発症．PSL 30 mg/日で初期治療され，タクロリムス（TAC）2 mg/日＋ PSL 9 mg/日にて維持されていました．妊娠の3ヵ月前に関節痛と抗 DNA 抗体価上昇あり，PSL 20 mg/日へ増量されていました．

- 妊娠 11 週で当科初診．妊娠判明後 TAC は中止され，PSL 17 mg/日のみ投与されていました．妊娠 32 週で肘関節炎と抗 DNA 抗体価上昇があり TAC 3 mg/日を再開しました．TAC 再開後，関節症状は改善し，妊娠 37 週で 2,370 g の男児を出産しました．

- 産後2週間後，関節炎が再び出現し抗 DNA 抗体価がさらに上昇したため（54 IU/mL）PSL を 30 mg/日に増量しました．その後，症状の改善を認めたため産後3ヵ月目よりヒドロキシクロロキン（HCQ）を開始し，産後1年までに PSL 10 mg/日まで減量することができました．

- その後，患者さんは第2子を妊娠され，PSL 9 mg ＋ TAC 3 mg/日＋ HCQ 200/400 mg/日 隔日にて妊娠中の再燃もなく，無事に妊娠 38 週で 3,022 g の元気なお子さんを出産されています．

TAKE HOME MESSAGE

- SLE合併妊娠では妊娠合併症の頻度が高いことが知られています．特に，妊娠前の疾患活動性の高い症例では妊娠中の再燃を起こしやすく産科合併症も多いです．
- プレコンセプション・ケアを行って妊娠前の病勢評価と薬剤の調整，計画妊娠を行うことが重要です．

文　献

1）Buyon JP, et al. Ann Intern Med. 2005; **142**: 953-962
2）McMurray RW, et al. Arthritis Rheum. 2003; **48**: 2100-2110
3）Andreoli L, et al. Ann Rheum Dis. 2017; **76**: 476-485
4）Götestam Skorpen C, et al. Ann Rheum Dis. 2016; **75**: 795-810
5）Buyon JP, et al. Ann Intern Med. 2015; **163**: 153-163
6）Petri M. Rheum Dis Clin North Am. 2007; **33**: 227-235
7）Eudy AM, et al. Ann Rheum Dis. 2018; **77**: 855-860
8）国立成育医療研究センター 妊娠と薬情報センター ＜http://www.ncchd.go.jp/kusuri/＞（2019年3月閲覧）

29 がんと膠原病の合併，どう対処する？

結論から先に

- 関節リウマチ（RA）と膠原病に悪性腫瘍の合併が多いのは事実ですが，日本語の「合併」には，診断時に併存していることと治療経過中に併発することの両方の意味が含まれるため，区別が必要です．
- 悪性腫瘍が原因でリウマチ・膠原病の症状が出る場合もありますし，リウマチ・膠原病の治療中に悪性腫瘍を併発する場合もあります．
- がんを見逃さないために，病診連携により一般医からも定期的にがん検診を受けるよう患者さんに勧めることが重要です．

悪性腫瘍随伴症候群とリウマチ・膠原病との関係は？

- 悪性腫瘍に随伴して発症する多彩なリウマチ・膠原病の症状は，悪性腫瘍随伴症候群の中でも，特に **paraneoplastic rheumatologic syndromes（PRS）**[1] と総称されています（**表 1**）.

> ○ 高齢者で筋・関節症状をきたす場合，常に PRS を鑑別診断に挙げることが重要です.

- リウマチ・膠原病として非典型的な臨床経過や治療抵抗性の場合には，特に PRS を疑う必要があります．
- 古くから，リウマチ・膠原病の患者さんに悪性腫瘍の合併が多いことが知られていますが，専門外来で，すべてのリウマチ・

表1 悪性腫瘍随伴症候群

	随伴疾患	悪性腫瘍
全身症状	血管炎	リンパ球性および造血性悪性腫瘍
	クリオグロブリン血症	非ホジキンリンパ腫
	全身性エリテマトーデス	種々の固形がん，リンパ増殖性疾患
	抗リン脂質抗体症候群	あらゆるがん腫
	サルコイドーシス	頚部・膀胱・胃・肺・乳腺・腎がんおよび皮膚・肺扁平上皮がん
	リンパ腫様肉芽腫症	肺悪性リンパ腫
四肢・関節症状	悪性腫瘍随伴多発関節炎	乳腺・大腸・肺・子宮がん，リンパ増殖性疾患
	反射性交感神経性ジストロフィ	あらゆるがん腫，Pancoast 腫瘍
	肢端紅痛症	骨髄増殖性疾患
	リウマチ性多発筋痛症	腎・肺・大腸がん，多発性骨髄腫
	手指壊死	消化管・肺がん
	RS3PE 症候群	あらゆるがん腫
筋，筋膜，皮膚	脂肪織炎	血液悪性腫瘍，膵・乳腺・前立腺がん
	手掌筋膜炎	卵巣・乳腺・胃・膵がん
	多中心性細網組織球症	肺・胃・乳腺・頚部・大腸・子宮がん
	骨原性骨軟化症	固形がん，間葉系腫瘍

RS3PE：remitting seronegative symmetric synovitis with pitting edema

［文献3より作成］

　膠原病患者さんに，すべての悪性腫瘍のスクリーニングを定期的に行うことは困難です．

● がんを見逃さないために，病診連携により，一般医からもがん検診を定期的に受けるよう勧めることが重要です．

● 筆者は，リウマチ内科専門外来に通院している患者さんの中には，毎回診察ごとに行う血液検査などで一緒にがんの検査もしてくれているものと思い込み，定期的ながん検診を受けていな

表 2　悪性腫瘍随伴多発関節炎を疑うヒント

・関節炎の発症と悪性腫瘍の判明が時間的に近接している
・高齢発症（50 歳以上）
・非対称性の関節症状
・急激な発症
・下肢の関節症状が優位で，手関節や指の小関節症状なし
・リウマトイド結節なし
・リウマトイド因子陰性
・リウマチ性疾患の家族歴なし
・滑膜生検での非特異的病理所見
・骨膜反応なし

［文献 3 より作成］

い患者さんが少なからずいることに気づき，「**専門外来ではがんの検査はしていないので，必ずご自分で定期的にがん検診を受けて下さい**」と話しています．

● 悪性腫瘍随伴多発関節炎を疑うヒントを**表 2**に示します．

● 悪性腫瘍随伴多発関節炎と診断する一番の根拠は，悪性腫瘍の治療で多くの場合に関節症状が軽快することです．

リウマチ・膠原病に悪性リンパ腫は多いの？

○ **シェーグレン症候群，RA，全身性エリテマトーデス（SLE）では，治療経過中の悪性リンパ腫の合併頻度が高いことが知られています．**

● リウマチ・膠原病患者さんの治療経過中に，発熱やリンパ節腫脹などの症候が認められた際には，悪性リンパ腫の合併を疑い，専門科への紹介が必要です．

● 古くから，RA では悪性リンパ腫の合併が多いことが知られていましたが，メトトレキサート（MTX）が RA 治療のアンカー・

ドラッグとされ，RA の標準治療薬として一般的に使用されるようになってから，特に RA 患者におけるメトトレキサート関連リンパ増殖性疾患（methotrexate-associated lymphoproliferative disorder：MTX-LPD）が問題となっています.

- 海外の大規模調査では，MTX と LPD との関連については証明されませんでしたが，人種差のせいか，日本人では明らかに多いようです.
- MTX の平均内服用量や積算総投与量と LPD との関連については明らかではありません. MTX 内服中に発熱やリンパ節腫脹などの症状が出現した際は，MTX-LPD を疑い，MTX を中止することが必要です. 約半数が，MTX 中止のみで軽快するといわれています.
- MTX-LPD の特徴として，体表リンパ節腫脹を示さない，皮膚・肺・腹腔内などの節外病変が好発することが挙げられます.
- リンパ球の活性化マーカーとして知られる可溶性 IL-2 受容体（sIL-2R）は，悪性リンパ腫の診断マーカーとしては有用でないとされており，検査異常のみに限らず，発熱，倦怠感などの全身症状に注意する必要があります.
- MTX-LPD が疑われたら，直ちに MTX を中止し，血液専門医に相談の上，慎重に経過観察することが必要です.

多発性筋炎/皮膚筋炎（PM/DM）に悪性腫瘍のスクリーニングは必要？

- DM は PRS として発症することが多く，診断時に悪性腫瘍のスクリーニングが必須です[2].

- PM/DM とひとくくりにされることも多いですが，悪性腫瘍の合併においてはまるで異なる疾患です．
- DM は PRS として発症することが多く，診断時に悪性腫瘍のスクリーニングが必須ですが，PM はその限りではありません．
- DM で，治療経過中に悪性腫瘍の監視を続けることの必要性を示す根拠はありません．診断時に見逃す可能性を考慮すると，悪性腫瘍の監視が必要なのは，診断後せいぜい 1 〜 2 年でしょう．
- 患者さんの中には，DM では悪性腫瘍になりやすいと説明を受けている場合がありますが，誤りです．診断時に併存していることと治療経過中に併発することとが混同されていることの一例です．
- 抗 Jo-1 抗体を含む抗 ARS 抗体陽性，間質性肺炎，関節炎の合併患者では，悪性腫瘍併存の可能性は低いと考えられています．
- 抗 TIF1-γ 抗体は皮膚筋炎の約 20％で陽性になり，悪性腫瘍関連筋炎との関連が示されています．自己抗体検査として保険収載されています．抗核抗体検査では，speckled 染色パターンになります．
- DM に併存する悪性腫瘍は，おおむね一般人口での発症率に近いですが，肺がん，胃がん，大腸がんに加え，特に乳がん，子宮がん，卵巣がんといった女性特有の悪性腫瘍が多いとされています．

リウマチ性多発筋痛症に悪性腫瘍のスクリーニングは必要？

- リウマチ性多発筋痛症（polymyalgia rheumatic：PMR）は，発症率が約 0.1％程度の common disease であり，一般医の多くが日常診療で少なからず経験されていると思います．

- PMR は，巨細胞性動脈炎（giant cell arteritis：GCA）との合併の多い欧米と比べて，わが国では，10 〜 20 mg 程度のプレドニゾロンで軽快する予後の良い疾患です．一方で，以前から PRS の代表格として広く認識されています．

- では，PMR ではステロイド治療の前に，全例で悪性腫瘍のスクリーニングが必要なのでしょうか．米国の代表的なリウマチ病学テキストである "Kelley's & Firestein's Textbook of Rheumatology" や "UpToDate" には明確に，健常コントロールとの比較では PMR で悪性腫瘍の増加はないと記載されています[3]．

- "UpToDate" ではさらに踏み込んで，合併症のない PMR 患者ではルーチンに悪性腫瘍のスクリーニングは必要ない，と書かれています．

- 結論として，PMR と診断したら，すぐにステロイド治療を開始しましょう．しかし注意も必要です．

- ステロイドに対する良好な反応性は，提唱されているいくつかの PMR 分類基準の 1 項目にもなっています．**20 mg までのプレドニゾロンで著効しない，非対称性の筋痛，低い炎症反応，発熱やリンパ節腫脹を伴うなどの非典型症状の場合は，PRS を積極的に疑う**必要があります．

- PMR は高齢発症（50 歳または 65 歳以上）がいくつかの PMR 分類基準の 1 項目にもなっており，一般人口での悪性腫瘍の発症率を考えると，年齢相応に悪性腫瘍の併存率も上がります．

- そのため，先述したように，がんを見逃さないためにも，病診連携により一般医からもがん検診を定期的に受けるよう勧めることが重要です．

- なお，発症時の炎症反応が低く，プレドニゾロン 5 mg 以下への減量が困難な場合，PMR から血清陰性 RA（リウマトイド因子および抗 CCP 抗体陰性 RA：seronegative RA）に診断を

変更することも考慮して下さい.

膠原病に悪性腫瘍を合併した際の治療の考え方は？

- 外科的治療で悪性腫瘍の根治が見込める場合は，膠原病の治療よりも外科的治療を優先させます.
- その理由として，悪性腫瘍が根治できると，膠原病自体が改善する可能性があります. また，悪性腫瘍が併存していると，免疫抑制療法への反応が悪いことが予想されます.
- 中等量以上のステロイドの投与中は，創傷治癒の遅延をきたすことから，そもそも手術できないことが多いです.
- 外科的治療で悪性腫瘍の根治が見込めない場合は，悪性腫瘍が予後を規定する可能性が高いことから，ADL の改善を一番に考え，化学療法とのバランスを考慮しながら，通常の免疫抑制療法を行います.

TAKE HOME MESSAGE

- リウマチ・膠原病患者の経過中や RA の MTX 治療中に，発熱やリンパ節腫脹などの症状が出現した際は，悪性リンパ腫の合併や MTX-LPD を疑って下さい.
- DM の診断時には，必ず悪性腫瘍のスクリーニングが必要です. その後は必要以上に悪性腫瘍の監視を続ける必要はありません.
- 合併症のない PMR 患者では，ルーチンな悪性腫瘍のスクリーニングは必要ありません. PMR と診断したら，すぐにステロイド治療を開始しましょう.
- 外科的治療で悪性腫瘍の根治が見込める場合は，膠原病の治療よりも外科的治療を優先して下さい.

文　献

1）Azar L, et al. Curr Opin Rheumatol. 2013; **25**: 44-49
2）三森明夫：膠原病診療ノート，改訂第4版，日本医事新報社，p296-300，2019
3）Vaseer S, et al: Musculoskeletal syndromes in malignancy. Kelley's & Firestein's Textbook of Rheumatology, 10th ed, Firestein GS, et al（eds），Elsevier, p2048-2065, 2017

30 アナフィラキシーにどう対処する？

結論から先に

- アナフィラキシーは急速な経過を特徴とするため，早期診断・早期治療が重要です．
- 治療の第一選択薬はアドレナリンです．成人では 0.3 mg を筋注します．
- 気道狭窄や喘鳴などの呼吸器症状に対して酸素投与し，ショックを伴う場合はリンゲル液または生理食塩液を大量投与します．

基本をもう一度：アナフィラキシーとは

- アナフィラキシーとは，「アレルゲンなどの侵入により，複数臓器に全身性にアレルギー症状が惹起され，生命に危機を与えうる過敏反応」のことです[1]．
- アナフィラキシー（anaphylaxis）とはギリシャ語に由来し，"ana" は「反対」，"phylaxis" は「防御」を意味します．
- 「アナフィラキシーに血圧低下や意識障害を伴う場合」をアナフィラキシーショックといいます[1]．
- わが国のアナフィラキシーによる死亡者数は，年間 60 人前後です．原因の大半は蜂刺傷と薬物です．なお，アナフィラキシーによる死亡例での直接の死因は，75％が窒息・呼吸不全，25％が循環不全です．

アナフィラキシーの誘因と機序は？

- アナフィラキシーの発生機序と誘因を**表1**に示します.
- アナフィラキシーの多くはIgE（免疫グロブリンE）を介する即時型反応（I型アレルギー）です. アレルゲンが体内に侵入すると, アレルゲンに対するIgE抗体が産生され, 肥満細胞や好塩基球のIgE受容体と結合します. その後, 同一のアレルゲンが侵入すると肥満細胞や好塩基球のIgE抗体と抗原抗体反応を起こし, これらの細胞からヒスタミン, プロスタグランジン, ロイコトリエンなどのケミカルメディエーターが放出されることで発症します.

表1　アナフィラキシーの発生機序と誘因

IgEが関与する免疫学的機序	食物	鶏卵, 牛乳, 小麦, 甲殻類, 果物, 大豆, ピーナッツ, ナッツ類, ゴマ, アニサキス, スパイス, そば, 魚介類など
	昆虫, 動物	ハチ, アリ, ハムスターなど
	医薬品	βラクタム系抗菌薬, 非ステロイド性抗炎症薬（NSAIDs）, 生物学的製剤, ニューキノロン系抗菌薬など
	その他	ラテックス, 職業性アレルゲン, 環境アレルゲン, 運動誘発性アナフィラキシー, 精液など
IgEが関与しない免疫学的機序	医薬品	NSAIDs, 造影剤, デキストラン, 生物学的製剤など
非免疫学的機序（肥満細胞を直接活性化など）	身体的要因	運動, 低温, 高温, 日光など
	アルコール	
	薬剤	オピオイドなど
特発性アナフィラキシー（誘因不明）	これまで認識されていないアレルゲンの可能性	
	肥満細胞症	クローン性肥満細胞異常の可能性

［Simons FE, et al. WAO Journal. 2011; **4**: 13-37 より作成］

- 一方で，IgE が関与しない免疫学的機序や肥満細胞を直接活性化する機序などもあります．
- 臨床の現場でアナフィラキシーの機序を鑑別することは困難です．しかし幸いなことに，機序が異なっても治療法に相違はありません．

どんな症状が出るの？

- アナフィラキシーは比較的特徴的な症状が高頻度で出現します．早期に判断するためには，**表2** に示すアナフィラキシーの主な徴候と症状の出現頻度を理解しておく必要があります．
- **蕁麻疹を始めとした皮膚症状は約90％に認めます**．次いで，呼吸困難や喘鳴，喉頭浮腫などの呼吸器症状が多くみられます．また，嘔気や嘔吐，下痢，腹痛などの消化器症状も 25 〜 30％

**表2　アナフィラキシーの主な徴候と
症状出現頻度**

皮膚症状	90%
蕁麻疹，血管性浮腫	85 〜 90%
顔面紅潮	45 〜 55%
発疹のないかゆみ	2 〜 5%
呼吸器症状	40 〜 60%
呼吸困難，喘鳴	45 〜 50%
喉頭浮腫	50 〜 60%
鼻炎	12 〜 20%
めまい，失神，血圧低下	30 〜 35%
腹部症状（嘔気, 下痢, 腹痛）	25 〜 30%
その他	
頭痛	5 〜 8%
胸痛	4 〜 6%
てんかん	1 〜 2%

［文献2より作成］

に認めると報告されています[3]．日ごろから，消化器症状を呈する患者さんでアナフィラキシーを鑑別に挙げるクセをつけておくことが大切です．

アナフィラキシーの診断基準

● アナフィラキシーの診断基準は**表3**の通りです．この診断基準は，underdiagnosis と overdiagnosis を防ぐため，簡潔かつ臨床的に判断しやすいように作成されています．この診断基準

表3 アナフィラキシーの診断基準

以下の3基準のうち，1つが満たされればアナフィラキシーの可能性が高い
1. 皮膚症状（全身性蕁麻疹，瘙痒または紅潮），または粘膜症状（口唇・舌・口蓋垂の浮腫）のいずれかが存在し，急速に（数分から数時間）発現する症状で，同時に少なくとも下記の1つがあること． 　a. 呼吸器症状（呼吸困難，気道狭窄，喘鳴，低酸素血症） 　b. 循環器症状（血圧低下，意識障害）
2. 一般的にアレルゲンとなりうるものへの曝露後，急速に（数分から数時間）発現する下記の症状のうち，2つ以上があること． 　a. 皮膚，粘膜の所見（全身性蕁麻疹，瘙痒を伴う紅潮，口唇・舌・口蓋垂の浮腫） 　b. 呼吸器症状（呼吸困難，気道狭窄，喘鳴，低酸素血症） 　c. 循環器症状（血圧低下，意識障害） 　d. 持続的な消化器症状（腹痛，嘔吐）
3. 既知のアレルゲンへの曝露後の血圧低下（数分から数時間） 　a. 乳児，小児：収縮期血圧低下（年齢相当*），または収縮期血圧の30%以上の低下 　b. 成人：収縮期血圧の90 mmHg未満への低下，または収縮期血圧の30%以上の低下

*1ヵ月〜1歳の乳児では収縮期血圧70 mmHg未満，1〜10歳では70＋（2×年齢）mmHg未満，11歳以上では90 mmHg未満を血圧低下と定義する．

［文献3より作成］

211

を用いれば95％以上のアナフィラキシー症例をとらえることができます.

- アナフィラキシーは身体所見で診断するため,検査の意義は少ないとされています.トリプターゼやヒスタミンなどの**バイオマーカーの測定は診断の決め手にはならず,参考程度にとどめるべきです.**

アナフィラキシーの重症度評価

- アナフィラキシーが疑われたときに次に判断するのは重症度です.重症度分類を**表4**に示します.グレードが最も高い器官症状によって重症度が決まります.
- 筆者は,この重症度に応じて,後述する"二相性反応を考慮して経過観察を何時間行うか"を決定しています.

具体的に治療はどうする？

- 以下を,複数の医療従事者によって同時進行で行います.

1 原因物質の除去

- まずは,**アレルゲン曝露を除去**します.例えば,抗菌薬や造影剤などを経静脈的に投与している場合は直ちに中止しなければなりません.

2 アドレナリン投与

- **アナフィラキシーの特効薬はアドレナリン**であり,軽症から重症まですべてに効果があります.アナフィラキシーに対してアドレナリン投与の絶対禁忌は存在しないので,アナフィラキシーを疑った場合はアドレナリンを投与すべきです.
- アナフィラキシーと見誤って他疾患にアドレナリンを投与するリスクよりも,アナフィラキシーを見逃してアドレナリン投与

表4 臨床所見による重症度分類

		グレード1 （軽症）	グレード2 （中等症）	グレード3 （重症）
皮膚・粘膜症状	紅斑, 蕁麻疹, 膨疹	部分的	全身性	
	瘙痒	軽い瘙痒(自制内)	強い瘙痒（自制外）	
	口唇, 眼瞼腫脹	部分的	顔全体の腫れ	
消化器症状	口腔内, 咽頭違和感	口, のどのかゆみ, 違和感	咽頭痛	
	腹痛	弱い腹痛	強い腹痛（自制内）	持続する強い腹痛（自制外）
	嘔吐, 下痢	嘔気, 単回の嘔吐・下痢	複数回の嘔吐・下痢	繰り返す嘔吐・便失禁
呼吸器症状	咳嗽, 鼻汁, 鼻閉, くしゃみ	間欠的な咳嗽, 鼻汁, 鼻閉, くしゃみ	断続的な咳嗽	持続する強い咳き込み, 犬吠様咳嗽
	喘鳴, 呼吸困難	―	聴診上の喘鳴, 軽い息苦しさ	明らかな喘鳴, 呼吸困難, チアノーゼ, 呼吸停止, $SpO_2 \leqq 92\%$, 締めつけられる感覚, 嗄声, 嚥下困難
循環器症状	脈拍, 血圧	―	頻脈（+15回/分）, 血圧軽度低下*, 蒼白	不整脈, 血圧低下**, 重度徐脈, 心停止
神経症状	意識障害	元気がない	眠気, 軽度頭痛, 恐怖感	ぐったり, 不穏, 失禁, 意識消失

*血圧軽度低下：1歳未満では収縮期血圧80mmHg未満, 1～10歳では80＋(2×年齢)mmHg未満, 11歳以上は100mmHg未満
**血圧低下：1歳未満では収縮期血圧70mmHg未満, 1～10歳では70＋(2×年齢)mmHg未満, 11歳以上は90mmHg未満

［文献5より作成］

が遅れるリスクの方がはるかに大きい，と理解しておくことが重要です．

- アドレナリンはα_1受容体に作用し細動脈平滑筋を収縮させます．また，β_1受容体に作用し心収縮力増加と心拍数増加を，β_2受容体に作用し気管支平滑筋弛緩および肥満細胞からの脱顆粒抑制作用をもたらします．

- アドレナリンの投与量は成人 0.3 ～ 0.5 mg/回，小児 0.01 mg/kg/回（5 ～ 15 分おきに反復可能），**投与経路は皮下注ではなく必ず筋注，投与部位は大腿外側広筋が推奨されます**．皮下注は吸収が約 15 分と遅いだけでなく，循環動態の悪い場合は吸収が不安定になってしまいます．筋注は約 5 分で効果発現し，10 分でピークになり，40 分で効果が切れます[1]．

- アナフィラキシーにおけるアドレナリンの静脈内投与［0.1 mg（2 μg/kg)/回を反復］は心停止に近い状態では必要とされますが，それ以外では不整脈，高血圧などの有害作用を起こす可能性があり推奨されていません．

③ 気道確保と酸素投与

- 嗄声や咽頭・喉頭浮腫を認める場合には，急速に気道閉塞へ進展する可能性があります．気道狭窄が進行する前に気管挿管を考慮しなければなりません．気道狭窄が進行し気管挿管が困難となった場合には緊急気管切開が必要となります．

- 気道狭窄や喘鳴などの呼吸器症状に対しては，マスク 6 ～ 8 L/分で酸素投与を開始します．SpO_2 90％以上を目標に管理します．

④ 静脈路確保と輸液

- 後述する薬剤の投与経路として，また不測の事態に備えて静脈路確保は必須です．

- アナフィラキシーによる低血圧ならびにショックは，血管拡張による血液分布異常と血管外漏出による循環血液量減少によっ

て生じます．重症時には循環血液量が初めの10分間で35～50％低下するといわれます．

● そのため，血圧低下を認める場合は，リンゲル液または生理食塩液の急速輸液（1,000～2,000 mLの全開投与あるいはポンピング投与．血圧に応じ追加）を行います．アドレナリンだけで血圧が戻ることを期待しても，輸液が不足していると血圧はなかなか戻りません．

⑤ 抗ヒスタミン薬

● H_1 受容体拮抗薬は，瘙痒や紅斑，蕁麻疹，血管性浮腫，鼻および眼症状などの皮膚・粘膜症状を緩和しますが，それ以外のアナフィラキシー症状に対する効果は期待できません．H_2 受容体拮抗薬は H_1 受容体拮抗薬と相乗効果があるため，H_1 受容体拮抗薬と H_2 受容体拮抗薬は併用して投与されるべきです．

投与例

クロルフェニラミンマレイン酸塩（ポララミン®）5 mg ＋ファモチジン（ガスター®）20 mg ＋生理食塩液 100 mL を 15 分で点滴静注

⑥ β_2 刺激薬

● 喘鳴や咳嗽，息切れなどの下気道症状に有効です．上気道閉塞には無効です．

投与例

サルブタモール硫酸塩（ベネトリン®）吸入液（5 mg/mL）0.5 mL ＋生理食塩液 2 mL　吸入

⑦ ステロイド

● ステロイドは作用発現に数時間を要するため，目の前のアナフィラキシー症状を改善してくれるわけではありません．十分なエビデンスがあるわけではありませんが，これから起こりう

る二相性反応を予防できる可能性があります．できるだけ速やかに投与することを推奨します．

● アスピリンアレルギーがある場合は，コハク酸エステル型ステロイドではなく，リン酸エステル型ステロイドを選択しなければなりません．気管支喘息患者の約10％はアスピリン喘息といわれています．既往に気管支喘息がある患者さんではリン酸エステル型ステロイドを選択した方が無難です．

投与例
①メチルプレドニゾロンコハク酸エステルナトリウム（ソル・メドロール®）125 mg ＋生理食塩液 100 mL を 60 分かけて点滴静注
②ヒドロコルチゾンリン酸エステルナトリウム（水溶性ハイドロコートン®）200 ～ 500 mg ＋生理食塩液 100 mL を 60 分かけて点滴静注
①②とも 6 ～ 8 時間ごとに投与

⑧ グルカゴン

● アドレナリンの効果が乏しい場合に使用する薬剤がグルカゴンです．例えば，β 遮断薬を使用中の患者さんではアドレナリンの効果が阻害され，アドレナリンを投与しても低血圧が遷延することがあります．グルカゴンは β 受容体を介さずに cAMP を増加させます．その結果，心収縮力増加作用や気管支拡張作用を発揮します．

● 投与量は成人 1 ～ 2 mg/回，小児 0.02 ～ 0.03 mg/kg/回です．静注で使用し，必要に応じて 5 分ごとに繰り返します．

二相性反応に注意

- 「アナフィラキシー症状が完全に治まった後に，時間をあけて再度アナフィラキシー症状が出現すること」を<u>二相性反応</u>といいます．
- 頻度は約20％で，1〜8時間後に生じることが多いとされます．二相性反応の可能性を考えると，症状が改善したアナフィラキシー患者をすぐに帰宅させることは危険です．外来での経過観察，あるいは1泊入院が必要となります．
- 適切な経過観察時間は6〜8時間，重症例では24時間とされています[4]．

TAKE HOME MESSAGE

- アナフィラキシー治療の3本柱は，アドレナリン投与，酸素投与，輸液です．
- アナフィラキシーが疑われれば，特効薬であるアドレナリンを早急に筋注しましょう．
- 二相性反応を考慮した上で，帰宅か入院か判断しましょう．

文　献

1）日本アレルギー学会：アナフィラキシーガイドライン，2014 <https://anaphylaxis-guideline.jp/>（2019年3月閲覧）
2）Joint Task Force on Practice Parameters, et al. J Allergy Clin Immunol. 2005; **115**: S483-523
3）Sampson HA, et al. J Allergy Clin Immunol. 2006; **117**: 391-397
4）Sampson HA, et al. Ann Emerg Med. 2006; **47**: 373-380
5）柳田紀之ほか．日小児アレルギー会誌．2014; **28**: 201-210

31 食物アレルギーに関する実際のところ

結論から先に

● 食物アレルギーは「食物によって引き起こされる抗原特異的な免疫学的機序を介して生体にとって不利益な症状が惹起される現象」と定義され，**表1**のように臨床型が分類されています[1]．中でも即時型症状は食物アレルギーの最も典型的な臨床型で，IgE抗体が関与しアナフィラキシー，蕁麻疹もこの臨床型に含まれます．発症年齢の分布は**図1**のように低年齢が多く，8歳までが80%を占めています[1]．

表1 食物アレルギーの臨床型分類

臨床型		発症年齢	頻度の高い食物	耐性獲得（寛解）	アナフィラキシーショックの可能性	食物アレルギーの機序
新生児・乳児消化管アレルギー		新生児期乳児期	牛乳（乳児用調製粉乳）	多くは寛解	（±）	主に非IgE依存性
食物アレルギーの関与する乳児アトピー性皮膚炎		乳児期	鶏卵，牛乳，小麦，大豆など	多くは寛解	（+）	主にIgE依存性
即時型症状（蕁麻疹，アナフィラキシーなど）		乳児期〜成人期	乳児〜幼児：鶏卵，牛乳，小麦，そば，魚類，ピーナッツなど学童〜成人：甲殻類，魚類，小麦，果物類，そば，ピーナッツなど	鶏卵，牛乳，小麦，大豆などは寛解しやすいその他は寛解しにくい	（++）	IgE依存性
特殊型	食物依存性運動誘発アナフィラキシー（FDEIA）	学童期〜成人期	小麦，エビ，カニなど	寛解しにくい	（+++）	IgE依存性
	口腔アレルギー症候群（OAS）	幼児期〜成人期	果物・野菜など	寛解しにくい	（±）	IgE依存性

［日本小児アレルギー学会：食物アレルギー診療ガイドライン2014，協和企画，2014より許諾を得て転載］

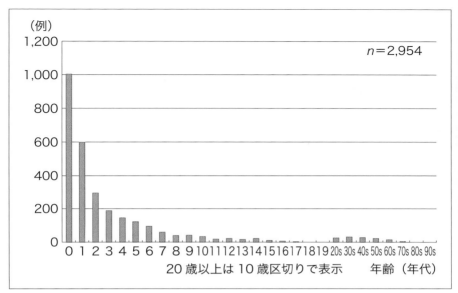

図1　食物アレルギーの年齢分布
　　　　［今井孝成ほか．アレルギー．2016; **65**: 942-946 より許諾を得て転載］

- 原因食物は，

> ○乳児〜幼児：鶏卵，牛乳，小麦など
> ○学童以降　　：甲殻類，小麦，そば，果物類，ピーナッツなどが多く，原因食物摂取後2時間内にアレルギー症状を示します．

- 食物アレルギーの発症機序は食物アレルゲンによる感作と経口免疫寛容の破綻が考えられています（dual-allergen-exposure hypothesis）．感作の成立にはアレルゲンの量や特性に加えて曝露経路も重要で，皮膚のバリア機能の破綻による経皮感作や塵埃中のアレルゲン吸入による経気道感作などが知られています．特に乳児湿疹から始まるアレルギー症状の一連の流れをアレルギーマーチと呼んでおり（**図2**）[2]，食物アレルギーはこの中の一つの症状として出現すると考えられています．

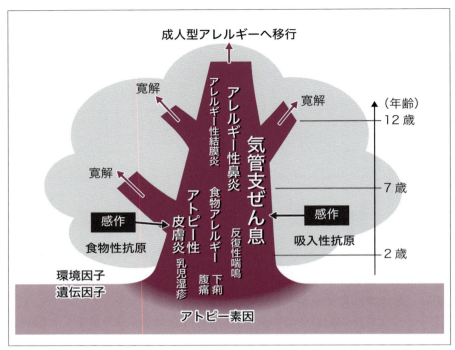

図2 アレルギーマーチ

［文献2を参考に作成］

- 食物の除去は，**実際に食べて症状が誘発された食物だけに限定し，食物の種類や量などが必要最小限の除去となるように努めます**．除去を決定する際に参考とするのは症状であり，IgE抗体価高値のみでは除去の理由にはなりません．
- 誤食などで症状が出現した際は，重症度（☞ p213の表4参照）に応じて薬剤（抗ヒスタミン薬やステロイド）を使用します（**表2**）．重症例（グレード3以上）ではアドレナリン筋注が推奨されており，重症化が予測される子どもに対してはアドレナリン自己注射薬（エピペン®）を処方することを推奨します．

表2 アレルギー症状の重症度に応じた対処法

	グレード1（軽症）	グレード2（中等症）	グレード3（重症）
抗ヒスタミン薬	必要に応じて	○	○
呼吸器症状に対する気管支拡張薬吸入	－	○	○
ステロイド	－	必要に応じて	○
アドレナリン	－	必要に応じて	○

［「食物アレルギーの診療の手引き2017」検討委員会：AMED研究班による食物アレルギーの診療の手引き2017，p21，2017を参考に作成］

具体的にどうするか？：即時型を中心に

● 定期通院では原因食物の必要最小限の除去を行いつつ，解除のタイミングを図ります．**解除するための唯一の方法は食物経口負荷試験を行うことですが，重篤な症状が誘発される危険を伴うため，専門施設で実施することが望ましい**とされています．

● 食物経口負荷試験を行う目的は，食物アレルギーの確定診断，安全摂取可能量の決定および耐性獲得の診断の2つに分類されます．具体的には，前者は感作されている未摂取の食物の診断，即時型反応を起こした原因として疑われる食物の診断，食物アレルギーの関与を疑うアトピー性皮膚炎の病型における確定診断として，後者は必要最小限の除去を行っている食物の負荷量の再検討や耐性獲得の確認として行われます．

● 負荷量の増量は食物経口負荷試験を行った上で決定することが推奨されています．食物経口負荷試験を行う時期は，IgE抗体価が低下傾向であること，少量でも原因食物摂取が継続できていることなどの情報を参考にして決定します．逆にIgE抗体価が高値の場合は食物経口負荷試験の時期を延期することがありますが，どうしても行わなければならない場合は微量から行う

など最新の注意を払います.

なぜ考え方が変わったか

- 以前は食物アレルギーの対応は主に食物の除去でしたが, 2000年代後半より, 原因食物を少量ずつ経口摂取継続することにより耐性獲得が誘導される可能性があることが複数報告されました.
- これは**経口免疫療法**と呼ばれ,「自然経過では早期に耐性獲得が期待できない症例に対して, 事前の食物経口負荷試験で症状誘発閾値を確認した後に原因食物を医師の指導のもとで経口摂取させ, 閾値上昇または脱感作状態とした上で, 究極的には耐性獲得を目指す治療法」と定義されています. この方法はときにアナフィラキシーなどの重篤な症状が誘発されることがありますが, 食物アレルギーを治す可能性がある治療法です.
- さらに近年, 経口免疫療法が食物アレルギーの発症予防に繋がったことがランダム化比較試験で実証されました（LEAP study[4], PETIT study[5]）.

この臨床試験がブレイクスルー

- 経口免疫療法による耐性獲得は複数報告されているもののエビデンスが十分ではなく, Nurmatov らによるレビューでは経口免疫療法は IgE が関与した食物アレルギーの小児に効果的な可能性があると結論づけています[6].
- **LEAP study**[4]：生後 4 ヵ月から 11 ヵ月未満の湿疹と卵感作がある児 530 例にピーナッツを連日食べさせたところ, 生後 60 ヵ月時点でのピーナッツアレルギーの発症が1.9%（ピーナッツ除去群は 13.7%）に抑えられました.

- **PETIT study**[5]：湿疹のある乳児 121 例に対して生後 6 ヵ月から少量の加熱卵摂取を行ったところ，生後 12 ヵ月時の卵アレルギーが 8 ％（生後 12 ヵ月まで卵除去群は 38 ％）に抑えられました．

個人的な経験で言えば

- 一般的に家庭で「少しずつ食べる」場合，鶏卵，牛乳，小麦などのアレルゲン食品そのものを用いた方が増量の指導が容易です．加工品は含有するアレルゲン量が曖昧となり安定した指導を行うことが困難となるときがありますが，アレルゲン食品を調理するための手間を考えると，加工品（パンなどの既製品）で少しずつ週 2 ～ 3 回以上試す方がお手軽です．
- 筆者の子どもは乳児湿疹が強く，その後も乾燥肌が続いていたため離乳食の開始時期を少し遅らせていました．今思えばハイリスクなことをしてしまいました．現在，日本の『授乳・離乳の支援ガイド（2019 年改定版）』[7] では離乳食の開始時期は 5 ～ 6 ヵ月頃を適当とし，これより早めたり遅らせたりすることは推奨していません．

こんな患者さんがいました

　離乳開始時期に軽度の発疹や口周囲の発赤などの非特異的な症状があり，以降，離乳食を進めることが怖くなってしまったご家族がありました．あまり遅らせるのも得策ではないので，離乳食開始目的に入院して既製品からスタートしました．既製品は食材が複数混合されていますが，手軽に購入できるため，育児負担の軽減を目的に既製品で開始としました．入院中の離乳食は難なく食べられ，今は何でも食べられています．

TAKE HOME MESSAGE

- 原因食物の除去は必要最小限に.
- 原因食物であっても食べられる範囲までは食べても大丈夫だと伝えましょう.
- 摂取可能な量の決定には食物経口負荷試験を行いましょう.

文　献

1）日本小児アレルギー学会：食物アレルギー診療ガイドライン2016＜2018年改訂版＞，協和企画，2018
2）厚生労働省：保育所におけるアレルギー対応ガイドライン，2011 ＜https://www.mhlw.go.jp/bunya/kodomo/pdf/hoiku03.pdf＞（2019年3月閲覧）
3）「食物アレルギーの診療の手引き2017」検討委員会：AMED研究班による食物アレルギーの診療の手引き2017，p21，2017＜https://www.foodallergy.jp/care-guide/＞（2019年3月閲覧）
4）Du Toit G, et al. N Engl J Med. 2015; **26**; 372: 803-813
5）Natsume O, et al. Lancet. 2017; **389**: 276-286
6）Nurmatov U, et al. Allergy. 2017; **72**: 1133-1147
7）厚生労働省：授乳・離乳の支援ガイド（2019年改定版）＜https://www.mhlw.go.jp/content/11908000/000496257.pdf＞（2019年9月閲覧）

［謝　辞］

本項作成にあたりご指導いただきました埼玉医科大学小児科 徳山研一先生に深謝いたします.

32 その咳は何の咳？

結論から先に

- 3週間以内の咳であれば対処療法で良いです．症状がピークであれば，マクロライド系抗菌薬の追加を考慮しましょう．
- 3週間以上咳が続く場合は，胸部X線を撮影しましょう．
- 3週間以上咳が続き，胸部X線で異常がない場合は，咳喘息またはアトピー咳嗽を念頭に置き，吸入ステロイドを処方するか考える必要があります．今まで咳が長引いたことがあるか，小児喘息の既往，他のアレルギー疾患の併存，喘息の家族歴を確認しましょう．
- 呼気一酸化窒素（NO）検査は，咳喘息の診断に有用です．37 ppb以上では，咳喘息として，吸入ステロイドを処方しましょう．

咳をみたら，具体的にどうするか？

- 一番大事なことは，咳の持続時間を聴くことです．

> 3週以内の咳　⇒　急性咳嗽
> 3週以上の咳　⇒　遷延性咳嗽，慢性咳嗽

1 急性咳嗽の場合

- 対症療法で良いです．
- 現在が症状のピークであれば，マイコプラズマ感染症，クラミドフィラ感染症，百日咳の可能性も考えてマクロライド系抗菌

薬を処方しましょう.

② 遅延性咳嗽, 慢性咳嗽の場合

[問診・検査はどうする?]

● 喫煙の有無や内服薬を確認して, 胸部 X 線を撮影する必要があります. ちなみに内服薬としては, 空咳の出る ACE (アンジオテンシン変換酵素) 阻害薬だけでなく, 薬剤性肺炎の報告が多い抗リウマチ薬, 抗がん薬, 抗菌薬, 抗不整脈薬などを確認する必要があります.

● 理学所見では, バイタルサイン (特に体温, SpO_2 など) をチェックします. その後で肺野の聴診を行いますが, 背側下肺吸気における fine crackles (間質性肺炎) や強制呼出させた際の wheeze (気管支喘息) の有無については, 特に見逃さないようにする必要があります. 心不全 (特に弁膜症) の除外に, 心音・心雑音の聴診や浮腫の有無の確認も重要です.

● 肺炎, 肺がん, 肺結核, 間質性肺炎などの器質性疾患を鑑別が必要です. 胸部 X 線で異常がある場合, 胸部 CT 検査, 血液検査, 喀痰検査などを行いましょう.

● 胸部 X 線で異常がなくても, 初期治療に反応しない場合は, 胸部 CT 検査, 血液検査, 喀痰検査などを行いましょう.

[どう対処する?]

● 乾性咳嗽 (痰を伴わないもの) なのか, 湿性咳嗽 (痰を伴うもの) なのかで考え方が変わってきます.

乾性咳嗽:咳喘息, アトピー咳嗽, 胃食道逆流症, 心因性咳嗽
遷延性咳嗽, 慢性咳嗽:副鼻腔気管支症候群, 後鼻漏

● 咳喘息やアトピー咳嗽では吸入ステロイド, 胃食道逆流症ではプロトンポンプ阻害薬 (PPI) の処方を考慮します. 呼気 NO 検査は咳喘息の診断に有用で, 37 ppm 以上であれば吸入ステロイドを処方しましょう. また, 咳喘息に矛盾しない病歴や咳

のパターンであり，呼気 NO が 22 ppm 以上であれば，吸入ス
テロイドの使用を考慮しましょう．
● 副鼻腔気管支症候群ではエリスロマイシン少量長期投与，後鼻
漏ではヒスタミン受容体拮抗薬の処方を考慮しましょう．

急性咳嗽が現れる疾患は？

1 急性上気道炎

● ライノウイルス，RS ウイルス，インフルエンザウイルス，パ
ラインフルエンザウイルス，ヒトメタニューモウイルス，アデ
ノウイルスなどによる．

● 原因としては最も多く，通常は原因微生物の検索は行いません．
インフルエンザを疑うときは咽頭拭い液で抗原検査し，陽性で
あれば抗インフルエンザ薬を投与します．それ以外のウイルス
では対症療法で十分です．

2 マイコプラズマ感染症

● 周囲にマイコプラズマ感染症（または同じような症状）の患者
さんがいる場合に強く疑いましょう．ペア血清での 4 倍以上の
抗体価上昇で診断確定です（PA 法）．単一血清では 320 倍も
しくは 640 倍以上で診断できるとされますが，ペア血清が推奨
されています．咽頭拭い液での抗原検査または PCR 検査は診
断に有用です．

● 治療はマクロライド系またはニューキノロン系抗菌薬を使用し
ます．

3 百日咳

● 初期は風邪のような症状のカタル期（約 2 週間持続），その後，
重い咳の発作が起こる痙咳期となります．通常，カタル期を過
ぎると感染性がなくなります．14 日以上続く咳に「発作性の

咳込み」「吸気性笛声」「咳込み後の嘔吐」のいずれか1つ以上を伴っていれば，臨床的に百日咳と診断できます．

- 早期では培養と血清診断，4週以降では血清診断（PT-IgG抗体）が重要です．ペア血清でのPT-IgG抗体価4倍以上の上昇で診断が確定します．単一血清では100 EU/mL以上で診断可能とされています．

- 抗菌薬は咳の改善効果は低いですが，周囲への感染性を低下させます．治療はマクロライド系抗菌薬を使用します．

遷延性咳嗽，慢性咳嗽が現れる疾患は？

1 咳喘息

- 乾性咳嗽が，特に夜間から明け方に悪化し，3週以上持続します．しばしば小児喘息の既往，喘息の家族歴，他のアレルギー疾患の合併を認めます．気管支拡張薬が有効なことが特徴です．

- 気管支喘息と同様に気道過敏性が亢進し，しばしば典型的喘息に移行します．吸入ステロイドも有効です．

2 アトピー咳嗽

- アトピー素因を有し，喘鳴や呼吸困難を伴わない咳嗽が持続します．しばしば，咽喉頭部のかゆみを伴います．呼吸機能は正常で，咳喘息と異なり，気道過敏性はなく，喘息への移行もありませんが，咳感受性は亢進しています．

- 気管支拡張薬は無効ですが，ヒスタミンH_1拮抗薬が有効であることが特徴です．吸入ステロイドも有効です．

3 胃食道逆流症

- 胸焼けやげっぷなどを伴うことが多いですが，咳嗽が唯一の症状であることもあります．咽喉頭違和感を伴うこともあり，アトピー咳嗽との鑑別が問題となることがあります．内視鏡で逆

流性食道炎の証明がされるか，プロトンポンプ阻害薬（PPI）を試験投与して，有効であれば診断可能です．PPI が効果発現するまで時間がかかることもあります（8 週以上）．

④ 心因性咳嗽

- 他疾患が除外できること，咳嗽や気道炎症に対する治療が無効であること，重症感を欠くこと，睡眠中は消失する（人目につくときに多い）ことなどが特徴です．
- 抗不安薬が有効であることがありますが，基本的に薬物に抵抗性です．深刻な病態でないことをよく理解してもらい，治療薬投与は最小限度にとどめるのが良いと思います．

⑤ 副鼻腔気管支症候群

- 慢性副鼻腔炎と下気道の慢性炎症性病変を合併する症候群のことをいいます．遷延性咳嗽および慢性咳嗽で，湿性咳嗽の場合，副鼻腔気管支症候群の頻度が高いです．鼻症状を伴います．下気道病変は，びまん性汎細気管支炎，気管支拡張症，湿性咳嗽を示すけれど構造的変化が乏しいものなど，様々な形式を示します．
- マクロライド系抗菌薬（エリスロマイシン）の少量長期投与（8 週程度）が有効です．

咳喘息と気管支喘息の違いは？

- 咳喘息では，喘鳴を伴わないことが気管支喘息と異なります．
- 咳喘息の病態は，気管支喘息とほぼ同様です．すなわち，痰から好酸球が検出され，しばしばダニなど吸入アレルゲンに対する特異的 IgE 抗体が検出されます．

喘息（咳喘息または気管支喘息）の可能性を評価する

- 初めに既往歴，家族歴，併存症から評価します（カッコ内は筆者が考える喘息の可能性）．

    ①以前に喘息と診断されたことがある，以前に喘息治療したことがある，小児喘息の既往があるなどの患者さんでは，ベースに喘息がある可能性が高い（80％）．

    ②風邪を引くと咳が長引く（例えば1ヵ月以上）という患者さんでは，ベースに喘息がある可能性がある（30 ～ 70％）．そのエピソードが最近であればあるほど喘息が存在する可能性は高くなる．

    ③喘息の家族歴がある場合，ベースに喘息がある可能性がある（50％）．

    ④他のアレルギー疾患を持っている場合（30 ～ 70％）．特に通年的に鼻炎症状がある場合（アレルギー性鼻炎や副鼻腔炎を示唆）は喘息が存在する可能性が高い．

- 次に，咳のパターンが喘息の咳として矛盾しないか確認します．

    ①臥床で悪化するか・咳で目が覚めることがあるか

    ②寒冷刺激で悪化するか

    ③会話で悪化するか

    ④労作や運動で悪化するか

    ⑤強制呼出で咳が誘発されるか

- 胸部 X 線で他の疾患を除外する必要があります．下腿浮腫の有無を確認します（心不全の除外）．

- 可能であれば呼気 NO 検査を行います．喘息に矛盾しない病歴があれば 22 ppm 以上で喘息の診断を考慮します．また 37 ppm 以上で喘息と診断可能です．呼気 NO 検査の代替として，喀痰細胞診で好酸球の存在を調べることもあります．

初期治療に反応しない場合はどうする？

- 本来は初期対応で行うことですが，結核の可能性を評価しましょう．喀痰検査，T-スポット検査，胸部 CT 検査などを行います．
- 気管支結核や喉頭結核は，胸部 X 線では分からないことがあります．
- 胸部 CT 検査は，他疾患の鑑別に大変重要ですので行いましょう．
- 吸入薬のアドヒアランスの確認も重要です．
- PPI の投与を考慮しましょう．
- 心因性要因の関与を考慮しましょう．

個人的な経験で言えば

1 よく患者さんが訴える「咽頭のイガイガ」

- 以下が，鑑別疾患として挙げられます．実際はかなり鑑別が難しいです．ヒスタミン H_1 受容体拮抗薬や PPI 投与を考慮しましょう．

> ○アトピー咳嗽（花粉症とも関連）
> ○喘息の一症状（他の症状と連関）
> ○後鼻漏
> ○胃食道逆流症
> ○吸入ステロイドによるもの（イガイガ感以外は改善）
> ○心因性咳嗽
> ○シェーグレン症候群または口渇によるもの

2 慢性咳嗽における胸部 CT 検査の有用性

- 喘息に矛盾しない咳は，他疾患でも起こることがあります．
- 胸部 X 線では，既存の肺疾患が分からないことがあります．
- 胸部 CT 検査を行わなければ診断できなかった，以下の症例を経験しました．
  ①気管腫瘍
  ②初期の間質性肺炎（わずかなすりガラス影のみ，KL-6 高値）
  ③初期の非結核性抗酸菌症
  ④初期の肺気腫
  ⑤肺リンパ脈管筋腫症（LAM）
  ⑥好酸球性細気管支炎

TAKE HOME MESSAGE

遷延性咳嗽・慢性咳嗽の鑑別について以下にまとめます．

- 咳喘息：夜間〜早朝の悪化（特に眠れないほどの咳や起坐呼吸），症状の季節性・変動性
- アトピー咳嗽：症状の季節性，咽頭のイガイガ感や瘙痒感，アレルギー疾患の合併（特に花粉症）
- 副鼻腔気管支症候群：慢性副鼻腔炎の既往・症状，膿性痰の存在
- 胃食道逆流症：食道症状の存在，会話時・食後・起床直後・上半身前屈時の悪化，体重増加に伴う悪化，亀背の存在
- 感染後咳嗽：上気道炎が先行，徐々にでも自然軽快傾向（持続期間が短いほど感染後咳嗽の可能性が高くなる）
- 慢性気管支炎：現喫煙者の湿性咳嗽
- ACE 阻害薬による咳：服薬開始後の咳

33 アレルギーの舌下免疫療法って？

結論から先に

- アレルギー性鼻炎は自然軽快することが少ない疾患で，アレルギー性鼻炎に対する一般的な薬物療法は対症療法でしかありません．
- 舌下免疫療法などのアレルゲン免疫療法（以前は減感作療法などと呼ばれていました）は，その自然経過を改善することが可能な唯一の治療法です．
- 患者さんの免疫機能に働きかけるため，専門的な知識の習得が必要です．

アレルゲン免疫療法としての舌下免疫療法

- アレルゲン免疫療法とは，アレルギー性鼻炎に対する治療法の1つです．
- 病因アレルゲン（スギかダニ）を舌下投与することによって，スギ花粉症やダニが原因の通年性アレルギー性鼻炎に関連する症状を緩和する治療法です．
- アレルゲン免疫療法をきちんと行った場合，治療終了後にも効果が持続し，薬物の使用量を減らすことができ，また新たなアレルゲンに感作することを防ぐ効果も期待できます．
- 以前は注射による皮下免疫療法が本邦で行える唯一のアレルゲン免疫療法でしたが，治療法に経験的要素が強いことや，低頻度ながらアナフィラキシーショックを引き起こす可能性がある

233

ことなどから，主に限られた施設でしか行われてきませんでした．

● 近年，スギやダニを用いた舌下免疫療法が選択できるようになり，生命を脅かすアナフィラキシー例が報告されなくなりました．

● 皮下免疫療法よりも安全で簡便に行えることから，舌下免疫療法を行う施設が増えてきています．

舌下免疫療法の機序は未解明

● アレルゲンに対する過剰なアレルギー反応を抑える「免疫寛容」が主な機序ですが，まだ十分には解明されていません．

● 主に以下のような機序がありますが，詳細は「アレルギー性鼻炎に対する舌下免疫療法の実際と対応」[1] などをご参照下さい．

　①口腔底粘膜に投与されたアレルゲンに対し，主に制御性 T 細胞が誘導されます．制御性 T 細胞は「免疫寛容」の促進に積極的に働きます．

　②アレルゲンに対する抗原特異的な IgG4 や IgA が産生されます．これらはアレルゲンを直接ブロックし，肥満細胞からのヒスタミン遊離などを抑制すると考えられます．

適応する患者さんは？

● **「スギ花粉症」の診断が確定している患者さんと，「ダニによる通年性アレルギー性鼻炎」の診断が確定している患者さん**が適応となります．

● アレルギー性鼻炎の診断を確定するための要点を以下に示します．

表 1　舌下免疫療法の薬剤の種類や適応

スギ花粉症	ダニによる通年性アレルギー性鼻炎
シダトレン®（舌下液） ・2014 年 10 月販売開始，2019 年 4 月販売中止	ミティキュア®（舌下錠） ・2015 年 12 月から販売開始 ・適応：5 歳以上
シダキュア®（舌下錠） ・シダトレンを改良し，2018 年 6 月から販売開始 ・適応：5 歳以上 ・アレルゲン量が増え治療効果が高くなったが，副作用は増加していない	アシテア®（舌下錠） ・2015 年 11 月から販売開始 ・適応：5 歳以上

① 鼻のかゆみ・くしゃみ，鼻漏，鼻閉の 3 主徴を持つこと

② ①に加え，鼻汁好酸球検査，皮膚テスト（血清特異的 IgE 抗体検査），誘発テストのうち 2 つ以上陽性ならアレルギー性鼻炎が確定する

③ ②のうち 1 つのみ陽性であっても典型的症状を有し，皮膚テスト（血清特異的 IgE 抗体検査）が中等度以上陽性ならアレルギー性鼻炎としてよい

● ヒスタミン H_1 受容体拮抗薬や鼻噴霧用ステロイドなどの投与，あるいは手術療法などで症状を十分にコントロールできない患者さんに特に勧められます．

● ダニをアレルゲンとする喘息患者には保険適用がありません．

● 薬剤の種類や適応などについては**表 1** にまとめています．

舌下免疫療法を行うための医師の条件

● 以下のようなアレルギー領域の専門的知識と経験を十分に持った医師であることが条件とされています．

関連学会などが主催する「舌下免疫療法講習会」を受講修了
もしくは
「アレルゲン免疫療法 e ラーニング」を受講終了後，e テストに合格

①シダキュア®，ミティキュア®を処方する場合
　☞鳥居薬品（株）の「アレルゲン免疫療法.jp」のホームページへ
②アシテア®を処方する場合
　☞シオノギ製薬（株）の「アシテア® web サイト」のホームページへ

・各製薬会社による e テストに合格し，「受講修了登録」を行う
・舌下免疫療法薬を「処方する医療機関の登録」を行う
・アナフィラキシーなどが生じた場合の「緊急搬送先医療機関の登録」
　を行う

図1　舌下免疫療法を行うために必要なステップ

　　①アレルゲン免疫療法の適応疾患，作用機序，有効性
　　②アレルゲン免疫療法の方法，副作用とその対応
- そのために必要なステップを**図1**にまとめています．これら
  をクリアすれば舌下免疫療法薬が処方可能となります．

舌下免疫療法を行う上での注意点

- 特に以下の注意点が重要です．

① 毎日自宅で行い，月に 1 回程度の通院が必要です．
② 3 年以上，できれば 4〜5 年の投与が必要な根気のいる治
　療です．

③ きちんと治療を行っても，少なくとも 10％の患者さんには効果がありません．

④ アナフィラキシーなどの副作用が起こる可能性があります．

- これらの注意点やその対処法などを十分患者さんに説明する必要があります．
- その他の注意点として，服用後 30 分また投与開始初期は特にアナフィラキシーなどの発現に注意が必要であること，服用する前後 2 時間程度は激しい運動，アルコール摂取，入浴などを避ける必要があること，アナフィラキシーなどの対処などを考慮して家族のいる場所や日中の服用が望ましいこと，喘息症状の悪化があるとき・急性感染症罹患時や体調が悪い場合は医師に相談すること，などがあります．
- 詳細は成書[1-3]をご参照下さい．

具体的な方法は？

- 筆者は初回投与は自施設内で行っています．
- 舌下薬を口腔底に置き，1 分以上保持した後で嚥下してもらいます．その後 5 分間はうがい・飲食を控えます．咽喉頭や消化管の副反応がある場合は，口腔底に保持した後に吐き出すことも可能です．
- 1 日 1 回，毎日投与します．
- すべての舌下免疫療法薬は低用量から開始し，一定期間経過後に維持量に増量します．
- 副反応としては，口腔や咽頭の浮腫や瘙痒感，不快感などの頻度が高く，投与開始 1 ヵ月以内に起こることが多いです．ほとんどの症例が，投与を続けるうちに軽快・消失します．

どのぐらい改善するの？

- 4 年もしくは 5 年間の舌下免疫療法を行った場合，治療終了後 7 年間は有意な改善効果が期待できます．
- 再燃した場合でも，舌下免疫療法を再開すれば速やかな改善効果が期待できます．

TAKE HOME MESSAGE

- 舌下免疫療法は皮下免疫療法よりも安全に使用することができます．
- アナフィラキシーが起こることはまれですが，対処法を知っておく必要があります．
- 4 ～ 5 年の継続投与が必要な根気のいる治療です．
- 知識の習得と，患者さんへの十分な説明が重要と考えます．

文　献
1) 日鼻科会誌 **52**: 435-488, 2013
2) 日本アレルギー学会：スギ花粉症におけるアレルゲン免疫療法の手引き（改訂版），2018 <https://www.jsaweb.jp/modules/news_topics/index.php?content_id=308>（2019 年 3 月閲覧）
3) 日本アレルギー学会：ダニアレルギーにおけるアレルゲン免疫療法の手引き（改訂版），2018 <https://www.jsaweb.jp/modules/news_topics/index.php?content_id=254>（2019 年 3 月閲覧）

索 引

数字・欧文

数字
Ⅰ型アレルギー　209

A
ANCA 関連血管炎　3, 7, 22
　　──肺病変　111
　　──発症年齢　60
　　──標準的治療　67
ankylosing spondylitis（AS）　99
antiphospholipid syndrome（APS）　21
axial spondyloarthritis（axSpA）　100

B
β_2 刺激薬　215
Bird らの分類　95
Bohan & Peter の診断基準　86
B 型肝炎　134
　　──ウイルス（HBV）　189
B リンパ球刺激因子（BLyS）　175

C
calcium pyrophosphate dihydrate
　（CPPD）結晶沈着症　98
CD80/86 阻害薬　158
CGA 分類　121
Chapel Hill Consensus Conference 分類
　2012　66
childhood Sjögren's syndrome（cSS）　145
Churg-Strauss 症候群　7
clinically amyopathic dermatomyositis
　（CADM）　86

clinically suspected arthralgia（CSA）
　26
conventional synthetic disease modify-
　ing antirheumatic drugs（csDMARD）
　151
CREST 症候群　11
crowned dens syndrome（CDS）　98

D
de novo 肝炎　134
dermatomyositis（DM）
　→多発性筋炎/皮膚炎
diffuse alveolar damage（DAD）　109
diffuse alveolar hemorrhage（DAH）　111
dual-allergen-exposure hypothesis　219

E
eosinophilic granulomatosis with poly-
　angiitis（EGPA）
　→好酸球性多発血管炎性肉芽腫症
eponym　65

F
familial mediterranean fever（FMF）
　→家族性地中海熱

G
giant cell arteritis（GCA）
　→巨細胞性動脈炎
Gottron 丘疹　85
Gottron 徴候　85
granulomatosis with polyangiitis（GPA）
　60, 112

239

H

HLA-B27　105

HLA-DRB1 遺伝子　51

HLA 遺伝子　52

I

IgA 血管炎　57

IL-1β　73

IL-6 阻害薬　158, 160

inflammatory back pain（IBP）　101

interstitial pneumonia（IP）　107

J

JAK 阻害薬　160

juvenile idiopathic arthritis（JIA）　58, 60

juvenile polymyositis/dermatomyositis（JPM/JDM）　145

L

latent tuberculosis infection（LTBI）　186

LEAP study　222

Libman-Sacks 型非感染性心内膜炎　113

M

major histocompatibility complex（MHC）　37

――-I-opathy　106

MEFV 遺伝子　50

methotrexate-associated lymphoproliferative disorder（MTX-LPD）　203

MPO-ANCA　22

Mycobacterium avium complex（MAC）　187

myositis-specific autoantibody（MSA）　84, 87

N

nailfold capillary microscopy　12

neuropsychiatric systemic lupus erythematosus（NPSLE）　125

nontuberculous mycobacteria（NTM）　187

P

paraneoplastic rheumatologic syndromes（PRS）　200

PETIT study　223

polymyalgia rheumatica（PMR）
　→リウマチ性多発筋痛症

polymyositis（PM）
　→多発性筋炎/皮膚炎

PR3-ANCA　22

primary antiphospholipid syndrome（PAPS）　48

primary biliary cholangitis（PBC）　132

psoriatic arthritis（PsA）　142

R

RANKL 阻害薬　158, 162

rare variant　53

Raynaud 現象　9

relative risk of sibling（λ_{sib}）　51

review of systems　4

S

Schnitzler 症候群　3

scratch dermatitis　139

seronegative RA　92, 206

Sjögren's syndrome（SS）
　→シェーグレン症候群

spondyloarthritis（SpA）　99

systemic juvenile idiopathic arthritis（sJIA）　145

systemic lupus erythematosus（SLE）

→全身性エリテマトーデス

T

TAFRO 症候群　3
Takayasu arteritis（TAK）　→高安動脈炎
tear film oriented therapy（TFOT）　80
thrombotic microangiopathy（TMA）
　119
TNF 阻害薬　158，160

U

undifferentiated arthritis　35
usual interstitial pneumonia（UIP）　108

V

V ネック徴候　85

W

Wegener 肉芽腫症　7

和　文

あ

悪性腫瘍
　——合併　200
　——随伴症候群　200，201
　——随伴多発関節炎　202
悪性リンパ腫　78，202
アザチオプリン　193，197
アシテア®　235
アダリムマブ　159
アトピー咳嗽　228，232
アドレナリン　212，220
アナフィラキシー　208

　——重症度分類　213
　——診断基準　211
アバタセプト　159
アミロイド沈着　136
アレルギー性鼻炎　233
アレルギーマーチ　219
アレルゲン免疫療法　233
アンジオテンシンⅡ受容体拮抗薬（ARB）
　197
アンジオテンシン変換酵素（ACE）阻
　害薬　197
　——による咳　232

い

易感染性　168
イグラチモド　156
移行期医療　148
胃食道逆流症　228，232
遺伝因子　50
遺伝性自己炎症性疾患　50
インフラマソーム　73
インフリキシマブ　159，187

え

エタネルセプト　159
炎症性角化症　142
炎症性筋疾患発症年齢　60
炎症性サイトカイン　37
炎症性腰背部痛（IBP）　101

お

黄疸　133
温熱性紅斑　142

か

咳嗽　225
潰瘍　140
可逆性脳血管攣縮症候群　127

241

家族性地中海熱（FMF） 3，50，74

川崎病 57

感覚性ニューロパチー 125

がん合併 200

肝硬変症 133

間質性肺炎（IP） 107

環状紅斑 139

乾性咳嗽 226

関節型若年性特発性関節炎（aJIA） 145

間接蛍光抗体法（FANA） 17

関節手術 178

　——コンサルト 184

関節リウマチ（RA）

　——合併 78，202

　——関節手術 178

　——関節所見 29

　——鑑別疾患 31

　——自己抗体検査 16

　——早期診断 23

　——タバコの害 36

　——肺病変 108

　——発症年齢 59

　——分類基準 30，34

　——指所見 23

　——要因 36

乾癬 142

　——性関節炎（PsA） 142

感染 160

　——後咳嗽 232

　——性髄膜炎 127

き

機械工の手 85

菊池病 3

偽痛風 3，73，98

喫煙 36，55

キャッスルマン病 3

キャピラロスコピー 12

急性咳嗽 225，227

急性上気道炎 227

強直性脊椎炎（AS） 99

巨細胞性動脈炎（GCA） 3，7，57，69，95，167

く

グルカゴン 216

け

経口免疫療法 222

外科的治療 178

血液透析 123

結核 186

血管炎 64

　——症候群 7，22，57，167

血管径の定義 67

血行障害 9

結節性多発動脈炎 3

血栓性微小血管障害（TMA） 119

血尿 119

原発性抗リン脂質抗体症候群（PAPS） 48

原発性胆汁性肝硬変（PBC） 132

原発性胆汁性胆管炎（PBC） 132

顕微鏡的多発血管炎 7，60，111

こ

抗 ARS 抗体 18，20，84，88，89，110

抗 CCP 抗体 17，33，40

抗 CL 抗体 21

抗 CLβ2GPI 抗体 21

抗 DNA 抗体 18

抗 dsDNA 抗体 19

抗 GBM 抗体 22

抗 GBM 病 22

抗 HMGCR 抗体 89

抗 Jo-1 抗体 88

抗 MDA5 抗体　18，20，88，89，110
抗 Mi-2 抗体　18，20，88
抗 RNA ポリメラーゼ III 抗体　18，20
抗 RNP 抗体　16
抗 Scl-70 抗体　18，20
抗 Sm 抗体　18，19
抗 SRP 抗体　18，88，89
抗 SS-A 抗体　18，20
抗 SS-B 抗体　18，20
抗 Th/To 抗体　18
抗 TIF1-γ 抗体　18，20，88，89
抗 U1-RNP 抗体　18，21
抗 U3-RNP 抗体　18
抗核抗体（ANA）　18
　——関連疾患　17
　——陽性　6
　——率　19
口腔カンジダ症　80
好酸球性多発血管炎性肉芽腫症（EGPA）
　7，60，69，112
抗セントロメア抗体　18，20
口内炎　154
紅斑　139
抗ヒスタミン薬　215
抗ヒストン抗体　18
抗ミトコンドリア抗体（AMA）　18，133
抗リボゾーム P 抗体　18，127
抗リン脂質抗体　19
　——症候群（APS）　21，48
高齢者の治療　62
高齢発症　56
　——関節リウマチ　92
　——全身性エリテマトーデス　46
骨粗鬆症　168
骨びらん　26
ゴリムマブ　159
コルヒチン　73
混合性結合組織病　12，21

さ

サーモンピンク疹　6，139
サラゾスルファピリジン　155
サリルマブ　159
サルコイドーシス　3
産後フォロー　198

し

シェーグレン症候群（SS）　20，77，
　125，133，202
　——診断基準　78
　——診療ガイドライン 2017 年版　81
糸球体腎炎　117
ジクアホソルナトリウム　80
軸椎歯突起症候群（CDS）　98
シクロスポリン　193，197
シクロホスファミド　197
自己炎症性疾患　71
自己抗体検査　15
指趾炎　27，99
歯周病菌　41
システムレビュー　4
指尖潰瘍　141
シダキュア®　235
シダトレン®　235
湿性咳嗽　226
紫斑　78，139
尺側偏移　23
若年性多発性筋炎/皮膚筋炎（JPM/
　JDM）　145
若年性特発性関節炎（JIA）　58，145
　——発症年齢　60
習慣性流産　21
従来型抗リウマチ薬（csDMARD）　151
手指近位指節間（PIP）関節　24
主要組織適合遺伝子複合体（MHC）　37
小児期シェーグレン症候群（cSS）　145
小児期発症　144

243

小児全身性エリテマトーデス　145
小児の治療　62，146
小児慢性特定疾病　147
　　——医療費助成制度　149
食物アレルギー　218
食物経口負荷試験　221
ショール徴候　85，139
腎移植　123
心因性咳嗽　229
心外膜炎　113
心筋炎　114
心筋病変　113
神経障害　124
神経ベーチェット病　128
人工関節置換術　181
滲出性紅斑　139
腎障害　116
腎代替療法　123
心内膜炎　113
心病変　113
蕁麻疹　210

す

髄液 IL-6　127，129
髄液 IL-8　127
スギ花粉症　234
ステロイド　164，215
　　——抵抗性 PMR　97
　　——副作用　168
スワンネック変形　23

せ

生活習慣病　74
性差　36
成人発症スチル病　3，6
生物学的抗リウマチ薬（bDMARDs）
　　158，178，183，186
生理的大理石様皮膚　142

咳喘息　228，232
脊椎関節炎（SpA）　99
　　——指所見　27
舌下免疫療法　233
セルトリズマブペゴル　159
遷延性咳嗽　228，232
潜在性結核感染（LTBI）　186
全身型若年性特発性関節炎（sJIA）　145
全身性エリテマトーデス（SLE）　3, 6,
　　12, 19, 42, 171, 202
　　—— Responder Index 4（SRI4）　177
　　——合併　78
　　——合併妊娠　192
　　——診断基準　42
　　——精神神経症状（NPSLE）　125
　　——分類基準　43，46
　　——発症年齢　59
全身性強皮症（SSc）　11，20
　　——間質性肺炎　109
喘息　230

そ

臓器障害　167
爪根部毛細血管異常　12
側頭動脈炎　3，7
続発性膜性腎症　118
ソーセージ指　99

た

体軸性脊椎関節炎　100
帯状疱疹　160
多因子疾患　51
唾液腺腫脹　78
高安動脈炎（TAK）　3，8，57
　　——治療　69
　　——発症年齢　61
タクロリムス　193，197
多血症　40

索引

ダニによる通年性アレルギー性鼻炎　234
タバコの害　38
多発血管炎性肉芽腫症（GPA）　7, 60,
　112
多発性筋炎/皮膚筋炎（PM/DM）　20,
　84, 203
　——間質性肺炎　110
　——診断基準　87
　——早期診断　90
多発性単神経炎　125
単一遺伝子疾患　50
蛋白尿　119

ち

遅延性咳嗽　226
中手指節（MCP）関節　24
中枢神経障害　125
蝶形紅斑　139

つ

通常型間質性肺炎（UIP）　108
痛風　73
爪乾癬　27

て

低補体　78
デノスマブ　159

と

動静脈血栓症　21
疼痛症状　93
同胞相対危険度（λ_{sib}）　51
動脈硬化　39
トシリズマブ　69, 159
トファシチニブ　159
ドライアイ　80
ドライマウス　80

に

二次性アミロイドーシス　136
二相性反応　217
乳児/こども医療費助成制度　149
ニューモシスチス肺炎　191
尿細管マーカー　119
妊娠　192
　——可能年齢の治療　62
　——原疾患コントロール　196

ね

ネフローゼ症候群　119

は

バイオシミラー　158
肺高血圧症　114
肺病変　108
発症年齢　56
発熱　1
バリシチニブ　159
パルボウイルス感染症　48

ひ

非結核性抗酸菌（NTM）症　187
皮疹　138
ヒドロキシクロロキン（HCQ）　172,
　197
皮膚所見　138
びまん性肺胞出血（DAH）　111
びまん性肺胞傷害（DAD）　109
百日咳　227

ふ

副鼻腔気管支症候群　229, 232
腹膜透析　123
ブシラミン　155
不明炎症　2
不明熱　1

245

──鑑別疾患　3
プレコンセプション・ケア　195
プレドニゾロン（PSL）　197
分子標的合成抗リウマチ薬　158
分類不能関節炎　35

へ
ヘリオトロープ疹　85
ベリムマブ　175

ほ
ボタン穴変形　23
ポドサイト　118

ま
マイコプラズマ感染症　227
慢性咳嗽　226, 228, 232
慢性気管支炎　232
慢性腎臓病　120

み
ミコフェノール酸モフェチル（MMF）　174,
　197
ミティキュア®　235

め
メインステイ　171
メトトレキサート（MTX）　151, 152,
　202
　──関連リンパ増殖性疾患（MTX-
　　LPD）　203
　──用量依存性副作用　154
メポリズマブ　69

免疫介在性壊死性筋症　89
免疫寛容　234

も
網状斑　141
網膜症　173

や
薬剤誘発性ループス　43

よ
葉酸　154

り
リウマチ性多発筋痛症（PMR）　58,
　92, 167, 204
　──分類基準　95
リウマトイド因子（RF）　16
リツキシマブ　135
リベド　141
臨床的無筋症性皮膚筋炎（CADM）　86

る
ループスアンチコアグラント（LAC）　21
ループス腎炎　196

れ
レイノー現象　9
レッドフラッグサイン　2
レバミピド　80

わ
ワルファリン　197

むかしの頭で診ていませんか？ 膠原病診療をスッキリまとめました
―リウマチ，アレルギーも載ってます！―

2019 年 10 月 20 日　第 1 刷発行	編集者　三村俊英
2021 年 6 月 20 日　第 2 刷発行	発行者　小立健太
	発行所　株式会社　南　江　堂

〠113-8410 東京都文京区本郷三丁目 42 番 6 号
☎（出版）03-3811-7236（営業）03-3811-7239
ホームページ https://www.nankodo.co.jp/
印刷・製本 壮光舎印刷
装丁 花村 広
表紙写真所蔵　津和野町教育委員会

Learn Collagen Diseases in Fast and Easy Way
ⒸNankodo Co., Ltd., 2019

定価は表紙に表示してあります．
落丁・乱丁の場合はお取り替えいたします．
ご意見・お問い合わせは，ホームページまでお寄せください．

Printed and Bound in Japan
ISBN978-4-524-24814-8

本書の無断複写を禁じます．

|JCOPY| 〈出版者著作権管理機構 委託出版物〉

本書の無断複写は，著作権法上での例外を除き，禁じられています．複写される場合は，そのつど事前に，
出版者著作権管理機構（TEL 03-5244-5088，FAX 03-5244-5089，e-mail: info@jcopy.or.jp）の許諾
を得てください．

本書をスキャン，デジタルデータ化するなどの複製を無許諾で行う行為は，著作権法上での限られた例外
（「私的使用のための複製」など）を除き禁じられています．大学，病院，企業などにおいて，内部的に業
務上使用する目的で上記の行為を行うことは私的使用には該当せず違法です．また私的使用のためであっ
ても，代行業者等の第三者に依頼して上記の行為を行うことは違法です．

「専門ではない」けれども「診る機会がある」あなたへ

日常の診療に役立つ知っておくと便利な各領域の知識をスッキリとまとめました．
①各項目の冒頭に結論を掲載 ②一般臨床医が遭遇する可能性が高い病態に絞って解説
③「具体的にどうするのか」「なぜ考え方が変わったのか」など，要点をギュッと凝縮．
「○○は専門ではない」けれども「○○を診る機会がある」あなたに．

むかしの頭で診ていませんか？

シリーズ第⑩弾！　　　　　　　　　　　◆各 A5 判・定価 4,180 円（本体 3,800 円＋税 10%）

●編集　髙橋重人・村川裕二

むかしの頭で診ていませんか？
総合内科診療をスッキリまとめました
内科外来の隙間を埋めます！

「内科外来のメンタルヘルス」「不眠症と睡眠薬」「女性の訴え」
「クリニックで使う漢方薬」など，36題を厳選．

2021.6. 刊行

●編集　村川裕二

むかしの頭で診ていませんか？
循環器診療をスッキリまとめました

2015.8. 刊行

●編集　神田善伸

むかしの頭で診ていませんか？
血液診療をスッキリまとめました

2017.10. 刊行

●編集　滝澤 始

むかしの頭で診ていませんか？
呼吸器診療をスッキリまとめました

2017.11. 刊行

●編集　森 保道・大西由希子

むかしの頭で診ていませんか？
糖尿病診療をスッキリまとめました

2017.12. 刊行

●編集　宮嶋裕明

むかしの頭で診ていませんか？
神経診療をスッキリまとめました

2019.6. 刊行

●編集　長田太助

むかしの頭で診ていませんか？
腎臓・高血圧診療をスッキリまとめました

2019.6. 刊行

●編集　三村俊英

むかしの頭で診ていませんか？
膠原病診療をスッキリまとめました
リウマチ，アレルギーも載ってます！

2019.10. 刊行

●編集　加藤直也

むかしの頭で診ていませんか？
消化器診療をスッキリまとめました

2020.11. 刊行

●編集　林 伸和

むかしの頭で診ていませんか？
皮膚診療をスッキリまとめました

2020.11. 刊行

20210428tsu